Dᴿ DOMINIQUE AUGIER

Ex-interne des Hôpitaux de Lille,
de la Maternité Sainte-Anne
et de l'Hôpital Saint-Antoine.

Ancien préparateur
du Laboratoire d'Anatomie Pathologique.

Lauréat de la Faculté libre de Médecine de Lille
(1900, 1901, 1903).

Membre adjoint de la Société Anatomo-Clinique
de Lille.

Technique opératoire

et

Résultats éloignés

de la

RÉSECTION DU GENOU

dans les Ostéo=arthrites tuberculeuses

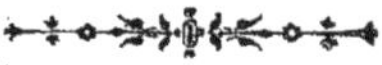

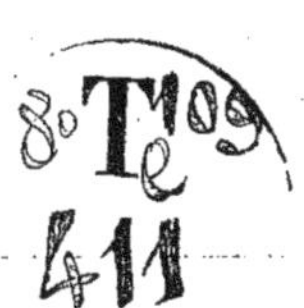

LILLE
IMPRIMERIE LEFEBVRE-DUCROCQ

1906

Dᵣ Dominique AUGIER

Ex-interne des Hôpitaux de Lille,
de la Maternité Sainte-Anne
et de l'Hôpital Saint-Antoine.

—

Ancien préparateur
du Laboratoire d'Anatomie Pathologique.

—

Lauréat de la Faculté libre de Médecine de Lille
(1900, 1901, 1903).

—

Membre adjoint de la Société Anatomo-Clinique
de Lille.

—

ᴬAGUE AUGIER
᷄ LIBRE DE MÉDECINE

Technique opératoire

et

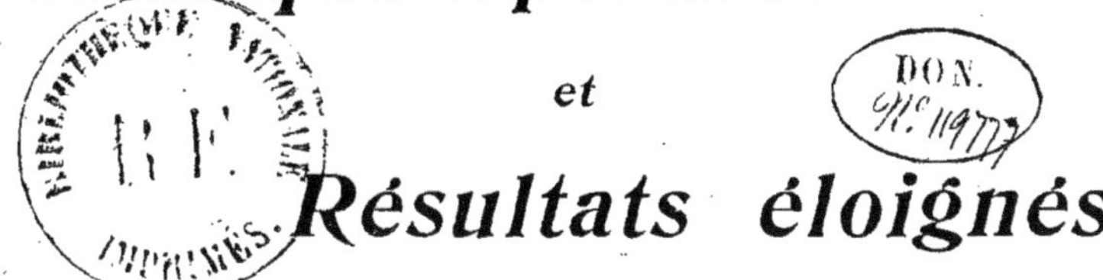

Résultats éloignés

de la

RÉSECTION DU GENOU

dans les Ostéo=arthrites tuberculeuses

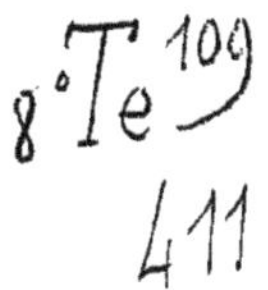

LILLE
Imprimerie Lefebvre-Ducrocq

1906

A MON PÈRE
MONSIEUR LE DOCTEUR GONZAGUE AUGIER
PROFESSEUR D'ANATOMIE PATHOLOGIQUE A LA FACULTÉ LIBRE DE MÉDECINE
DE LILLE
MÉDECIN DE L'HOPITAL SAINT-ANTOINE-DE-PADOUE (Clinique infantile)
CHEVALIER DE L'ORDRE DE SAINT-GRÉGOIRE-LE-GRAND

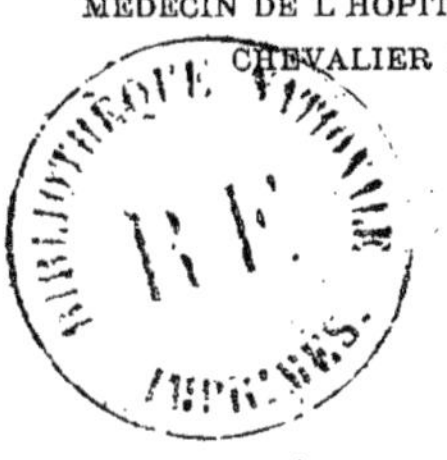
BIBLIOTHÈQUE NATIONALE
R F
IMPRIMÉS

———

A MA MÈRE

———

MEIS ET AMICIS

———

A MONSIEUR LE DOCTEUR DURET
DOYEN DE LA FACULTÉ LIBRE DE MÉDECINE ET DE PHARMACIE DE LILLE
PROFESSEUR DE CLINIQUE CHIRURGICALE
EX-CHIRURGIEN DES HOPITAUX DE PARIS
MEMBRE CORRESPONDANT DE L'ACADÉMIE DE MÉDECINE
ET DE LA SOCIÉTÉ DE CHIRURGIE DE PARIS

A MONSIEUR LE DOCTEUR DESPLATS
PROFESSEUR DE CLINIQUE MÉDICALE

—

A MONSIEUR LE DOCTEUR EUSTACHE
PROFESSEUR DE CLINIQUE OBSTÉTRICALE

—

A TOUS MES MAITRES DE LA FACULTÉ LIBRE
DE MÉDECINE DE LILLE

—

A MON PRÉSIDENT DE THÈSE
MONSIEUR LE PROFESSEUR CARLIER
PROFESSEUR DE PATHOLOGIE EXTERNE
PROFESSEUR DE CLINIQUE DES VOIES URINAIRES
OFFICIER DE L'INSTRUCTION PUBLIQUE

AVANT-PROPOS

BIBLIOTHÈQUE NATIONALE

Durant notre année d'internat en chirurgie et sur les
conseils de notre maître, M. le professeur Duret, nous
avons essayé de réunir en un même travail tous les cas
concernant les malades ayant subi dans son service la
résection du genou et de rechercher quels étaient les
résultats éloignés de cette intervention.

Après avoir énuméré rapidement les divers modes de
traitement des ostéo-arthrites tuberculeuses du genou, nous
exposons dans notre thèse la technique opératoire suivie
par M. le professeur Duret. Nous basant ensuite sur cent
huit cas personnels, nous étudierons, chez l'enfant et chez
l'adulte, les résultats obtenus en ce qui concerne la guérison des lésions et les fonctions du membre opéré.

Nous nous sommes heurtés, au cours de ce travail, aux
difficultés sans nombre inhérentes à ce genre de recherches
et, malgré tous nos efforts, il nous a été impossible d'avoir
des nouvelles de certains malades. Cependant les résultats
que nous possédons sont assez complets pour permettre
de poser quelques conclusions et nous espérons, malgré
toutes les imperfections de ce travail, avoir fait œuvre
utile.

Nous remercierons tout spécialement M. le professeur Duret de la bienveillance dont il a fait preuve à notre égard en nous inspirant le sujet de notre thèse et en nous aidant de ses précieux conseils dans la rédaction d'un travail basé d'ailleurs uniquement sur les observations de son service.

M. le professeur Desplats et M. le professeur Derville ont droit à toute notre reconnaissance pour les enseignements qu'ils nous ont prodigués durant notre année d'internat en médecine et nous sommes heureux de leur devoir, ainsi qu'à M. le professeur Eustache, le meilleur de nos connaissances en clinique médicale et obstétricale.

Que tous nos maîtres de la Faculté libre de Lille reçoivent ici l'hommage de notre respectueuse gratitude pour les précieuses leçons qu'ils n'ont cessé de nous donner durant tout le cours de nos études.

M. le professeur Carlier a bien voulu accepter la présidence de notre thèse ; nous lui sommes sincèrement reconnaissant de l'honneur qu'il nous fait.

CHAPITRE PREMIER

ÉVOLUTION ET TRAITEMENT DES OSTÉO-ARTHRITES TUBERCULEUSES DU GENOU

La tuberculose articulaire du genou, sous ses diverses formes, est une des localisations les plus fréquentes du processus tuberculeux, surtout dans l'enfance et la jeunesse. Sous ce rapport, elle vient immédiatement après la coxalgie et le mal de Pott.

La lésion initiale siège le plus souvent dans le tissu osseux des épiphyses, surtout au niveau du tibia. Les statistiques d'Ollier, de Koenig et d'autres auteurs donnent à ce point de vue des résultats identiques.

Abandonnée à elle-même, comme le fait se présente malheureusement trop souvent au cours de sa longue évolution, la tumeur blanche peut guérir et guérit parfois spontanément à sa première période, avec un résultat fonctionnel plus ou moins parfait. Mais dans l'immense majorité des cas, la tumeur blanche non traitée continue à évoluer, l'articulation se remplit de fongosités, les lésions progressent et l'affection arrive à la période de suppuration. On constate alors l'existence d'abcès péri-articulaires communiquant avec la jointure qui viennent s'ouvrir à un moment donné à l'extérieur et se fistuliser.

Au cours de cette période, l'attitude du membre devient de plus en plus anormale. Par suite de la destruction des extrémités articulaires, sous l'influence de l'atrophie des muscles extenseurs, de la prédominance d'action et parfois de la rétraction des fléchisseurs, il se produit une flexion progressivement croissante et assez souvent une subluxation du tibia sur le fémur. Même à cette période, si l'état général reste bon, et si le sujet ne succombe pas à la cachexie ou à la généralisation tuberculeuse, l'affection peut guérir spontanément, en laissant après elle des déformations du membre, auxquelles l'intervention chirurgicale seule pourra porter remède.

Malgré la possibilité de cette guérison spontanée, il est de toute nécessité d'intervenir dans le traitement de cette affection par une thérapeutique qui, bien dirigée et prolongée pendant le temps nécessaire, donne, dans la plupart des cas, des résultats très heureux au point de vue de la guérison anatomique et de l'utilisation ultérieure du membre.

Sans vouloir insister sur les divers procédés de traitement de cette affection autres que la résection du genou, puisque tel n'est pas le sujet de notre travail, nous ne pouvons pas ne pas les énumérer rapidement. Ils ont leurs indications absolues, comme la résection du genou a les siennes et leur efficacité n'est plus à établir. La statistique que nous avons cherchée à établir dans le service de clinique chirurgicale de M. le professeur Duret en fournira elle-même une preuve démonstrative.

1°. Parmi ces procédés, les uns sont purement *conservateurs* : ce sont *l'immobilisation absolue* du membre, au moyen d'appareils plâtrés et silicatés, de gouttières métalliques, associée ou non à diverses méthodes de *révulsion*, de *compression* ; c'est là, à l'heure actuelle, la base de tout traitement des tumeurs blanches du genou, et un procédé qui, aidé parfois d'autres moyens, donne des résultats excellents.

2º. D'autres procédés ont pour but d'agir plus directement sur le tissu morbide et consistent à porter dans l'articulation elle-même, au sein des fongosités ou à leur périphérie, des substances modificatrices à l'aide :

a). d'*injections intra-articulaires* : Huile ou glycérine iodoformée, naphtol camphré, salol, etc. (*Bruns, Naumann, Calot*).

b). d'*injections périarticulaires* : Méthode sclérogène du professeur Lannelongue [1], indiquée surtout dans les formes fongueuses de tuberculose articulaire au début (*Walther*).

3º. *La méthode de Bier* ou de l'hypérémie veineuse, si étrange et si inexpliqué que soit son mode d'action, donne lieu depuis quelque temps à des recherches nombreuses de contrôle qui ont besoin d'être multipliées, avant que ce procédé prenne une place définitive dans la thérapeutique de la tuberculose articulaire.

A côté de ces procédés qui constituent, de l'avis à peu près unanime, le traitement logique et obligatoire de la tumeur blanche à employer dès le début de l'affection, il en existe d'autres, *les interventions sanglantes* qui tirent leurs indications de l'échec des traitements antérieurs, des lésions plus ou moins étendues de l'article, et de l'état général du sujet. Ce sont :

1º. *L'arthrotomie* simple, suivie d'un lavage antiseptique de l'articulation ou d'une cautérisation de la synoviale. C'est un procédé peu employé, car il n'a que des indications restreintes, lésions limitées de la synoviale, persistance d'une hydarthrose chronique qu'on soupçonne être, chez des sujets jeunes, de nature tuberculeuse.

2º. *La synovectomie,* préconisée surtout par *Volkmann* et *Kœnig,* et qui consiste dans l'extirpation complète de

---

1. LANNELONGUE. Comm. à l'Acad. de Médecine, 1891. Leçons de clinique chirurgicale, 1906.

la synoviale n'atteint son but que dans les cas relativement rares où la synoviale est seule atteinte. La plupart du temps, surtout chez l'enfant, cette opération est forcément incomplète parce qu'il existe des foyers osseux primitifs intra-épiphysaires (*Terrier, Quénu, Lucas-Championnière*). La synovectomie, faite d'une façon précoce, peut donner de très beaux résultats (*Mauclaire*). Mais il faut bien dire que presque jamais l'intervention n'est faite d'une façon précoce, d'abord parce qu'on demande au traitement conservateur prolongé tous les résultats qu'on est en droit d'en attendre, et souvent aussi parce que, dans les conditions ordinaires de la chirurgie hospitalière où nous sommes placés, les enfants arrivent porteurs de tumeurs blanches anciennes suppurées, avec fistules, qui ne sont plus justiciables de cette opération.

3°. *L'arthrectomie osseuse*, c'est-à-dire l'extirpation de la synoviale accompagnée d'un curage des lésions osseuses, de l'évidement partiel des extrémités articulaires, en un mot *d'interventions atypiques*, non réglées, variant suivant l'état des parties.

4°. *La résection typique du genou intra ou ultra-épiphysaire.*

Nous avons pour but dans notre travail de rechercher, en nous basant sur les travaux antérieurs et sur les données d'une statistique personnelle assez étendue, dans quelles conditions la résection du genou peut être indiquée, en quoi et comment elle est ou non supérieure aux autres modes de traitement.

Dans la statistique concernant le service de clinique chirurgicale de M. le professeur Duret, que nous avons cherchée à établir, nous avons pu réunir 191 cas de tumeur blanche du genou observés dans le service depuis 1892 jusqu'à 1906.

Sur ces 191 cas, 83 ont été traités exclusivement par des procédés autres que la résection et se répartissent ainsi suivant l'âge des malades :

De o à 5 ans . . . . 13 cas.
    6 à 10 » . . . . 15 »
  11 à 15 » . . . . 6 »
  16 à 20 » . . . . 12 »
  21 à 30 » . . . . 16 »
  31 à 40 » . . . . 8 »
  41 à 50 » . . . . 7 »
  51 à 60 » . . . . 4 »
  61 à 70 » . . . . 2 »

Sur ces 83 cas nous devons signaler :

Huit amputations primitives de la cuisse, l'état de désorganisation de l'article n'ayant pas permis de tenter la conservation. (Les malades étaient âgés respectivement de huit ans et demi, dix-huit ans, dix-huit ans et demi, trente ans, quarante-cinq ans, cinquante-huit ans, soixante-six ans, soixante-sept ans.

Une amputation de cuisse secondaire à une résection pratiquée huit mois auparavant dans un autre service hospitalier (Thèse Boeldieu. Obs. LXXV) et suivie de mort trois jours après.

L'arthrotomie simple, suivie d'un lavage antiseptique, a été faite dans trois cas. Dans le premier cas (malade de dix-sept ans), l'affection a continué à évoluer faute de soins ultérieurs et le malade est mort chez lui deux ans après de tuberculose pulmonaire. Dans le second, l'arthrotomie a été suivie d'une résection (obs. XVI). Dans le troisième cas, la malade, âgée de dix-sept ans, avait déjà été traitée auparavant par des injections d'éther iodoformé avec amélioration passagère, l'arthrotomie avec lavage phéniqué amena la guérison.

La méthode sclérogène est signalée dans deux cas seulement, bien qu'elle ait été appliquée un plus grand nombre de fois. Dans un cas, la guérison a été obtenue avec ankylose sans autre intervention. Dans le second cas (obs. XLIII), après échec du traitement, on a fait la résection du genou qui a été elle-même suivie d'une amputation.

Il reste donc soixante-neuf cas dont plus des deux tiers ont été suivis jusqu'à la guérison. Le traitement a consisté dans la révulsion avec immobilisation du membre dans la rectitude au moyen d'appareils plâtrés ou silicatés, prolongée pendant des mois et des années. Dans plusieurs cas, le redressement de l'attitude vicieuse du genou en flexion n'a pu être obtenu que sous chloroforme et avec l'aide de ténotomies des tendons fléchisseurs.

Chez quelques sujets, le traitement par l'immobilisation a été accompagné d'*opérations atypiques* (grattages, cautérisation, évidements), nous aurons à les signaler ultérieurement.

Par cet exposé rapide des divers modes de traitement de la tumeur blanche du genou autres que la résection du genou, on peut voir que si M. le professeur Duret a pratiqué la résection du genou dans un grand nombre de cas (108 fois sur 191 cas), ce procédé est loin d'être appliqué d'une façon exclusive et systématique. Bien au contraire, comme on pourra le vérifier par la lecture des observations, l'intervention chirurgicale n'a été faite qu'après l'échec dûment constaté d'un traitement conservateur suffisamment prolongé.

Nous en arrivons maintenant au sujet propre de notre travail, et après avoir décrit la technique opératoire de la résection du genou, suivie par le professeur Duret, nous chercherons par l'étude des résultats éloignés de cette opération à connaître les conclusions logiques qui s'imposent pour ou contre ce mode d'intervention.

CHAPITRE DEUXIÈME

TECHNIQUE OPÉRATOIRE DE LA RÉSECTION DU GENOU
suivie par M. le professeur Duret.

La technique de la résection du genou a subi de très grandes variations depuis la première opération de ce genre, et il existe un grand nombre de procédés préconisés par divers auteurs (*Ollier, Lucas Championnière, Bœckel, Lockwood*, etc.). Ces diverses méthodes, si elles diffèrent entre elles par des modifications parfois importantes, sont basées cependant sur un même principe, l'ablation complète de la synoviale malade et la toilette de la cavité articulaire, la section des extrémités osseuses et la recherche d'une soudure solide entre les deux tiges osseuses. Le but est toujours identique ; seuls les moyens employés pour y arriver diffèrent. Ces procédés sont trop bien étudiés ailleurs et trop connus pour que nous ayions besoin de les rappeler ici en détail, nous nous bornerons simplement à faire remarquer, au cours de notre exposé, en quoi la technique suivie par M. le professeur Duret diffère de celle suivie par les autres chirurgiens.

Soins préliminaires. — Ils sont les mêmes que pour toute opération chirurgicale. Le membre est rasé, brossé, savonné avec grand soin ; puis après un lavage au permanganate de potasse et au bisulfite de soude, il est passé à l'éther, l'alcool et au sublimé. On l'enveloppe ensuite dans des compresses aseptiques.

Nous n'insisterons pas sur ces soins préliminaires dont l'importance n'échappe à personne puisque la bénignité des suites opératoires en dépend en grande partie et que toute suppuration compromet la guérison en rendant plus difficile la production de la soudure osseuse.

Premier temps. — La jambe étant fléchie sur la cuisse au voisinage de l'angle droit, le chirurgien trace une incision courbe à concavité supérieure qui part de la face latérale d'un des condyles au-dessus de l'interligne articulaire pour venir passer très bas, un peu au-dessus de la tubérosité antérieure du tibia en encadrant la rotule et se termine du côté opposé au niveau de l'autre condyle. Section de toutes les parties molles, du ligament rotulien et des ligaments latéraux.

Le vaste lambeau ainsi constitué est relevé à l'aide d'une pince à griffes et le chirurgien extirpe immédiatement la rotule. Il circonscrit cet os sur tout son pourtour par une incision au bistouri ; la base de la rotule qui regarde en bas étant alors saisie à l'aide d'une forte pince, le chirurgien rase, en allant de bas en haut, la face de la rotule qui regarde les téguments et poursuit cette dénudation jusqu'à la libération complète de cet os. Il extirpe ensuite toute la synoviale avoisinante, en particulier au niveau du cul-de-sac antérieur mis à découvert.

Si, à ce moment, quelques artérioles sectionnées donnent lieu à une hémorrhagie gênante, on applique temporairement des pinces à forcipressure. Souvent même, l'hémorrhagie s'arrête spontanément, il est rare qu'une ligature soit nécessaire.

M. le professeur Durèt ne se sert jamais de la bande d'Esmarch dont il considère l'application comme inutile à cause du peu d'importance de l'hémorrhagie et comme pouvant être même parfois préjudiciable par suite du suintement consécutif à son enlèvement.

Deuxième temps. — Section des ligaments croisés au niveau de leurs points d'insertion fémorale et tibiale. L'articulation est alors ouverte et on pratique immédiatement la section des extrémités articulaires. La jambe étant placée à angle droit sur la cuisse, l'extrémité inférieure du fémur qui fait saillie repose sur les plateaux du tibia et la section est pratiquée avec la scie plate suivant une direction perpendiculaire à l'axe du fémur. De même pour la section du tibia qui est faite, la jambe étant à angle droit sur la cuisse, le pied reposant sur la table et l'extrémité inférieure du fémur tendant à abaisser les parties molles du creux poplité.

La résection des extrémités osseuses est toujours pratiquée à l'aide de la scie plate, après section du périoste et dénudation de l'os ; elle est faite toujours aussi économiquement que possible, surtout chez l'enfant, à cause du voisinage immédiat des cartilages de conjugaison. S'il existe encore des lésions dans la portion d'os ainsi mise à nu, on se borne, chez l'enfant, à évider au moyen de la curette ou de la gouge les foyers tuberculeux en cherchant à respecter, dans la mesure du possible, les cartilages de conjugaison. Chez l'adulte, on peut procéder de la même façon, mais le plus souvent lorsque les lésions ne s'étendent pas trop en profondeur, on enlève une nouvelle tranche osseuse par une seconde résection.

Troisième temps. — On extirpe alors avec le plus grand soin la synoviale dans toute l'étendue de la cavité articulaire ; le nettoyage de la partie postérieure de l'article est rendu plus facile en attirant en sens inverse les extrémités du fémur et du tibia de façon à exposer largement la région rétro-condylienne et à pouvoir enlever la coque résistante, très altérée, qui existe à ce niveau. Souvent même, afin de rendre plus aisément accessible la portion postérieure de la capsule, le chirurgien désinsère au bistouri, sur une certaine hauteur, et dans la partie la plus déclive de la cavité articulaire, les parties molles en rapport avec la face postérieure du tibia, de façon à pouvoir augmenter encore l'écartement entre les deux extrémités osseuses.

Une fois ce temps minutieusement exécuté, on pratique le grattage ou l'extirpation et le drainage des abcès péri-articulaires s'il en existe, et on termine par un grand lavage de la plaie opératoire, à l'aide d'une solution antiseptique très chaude.

Quatrième temps. — Le membre est remis dans la rectitude par le contact et la coaptation exacte des surfaces osseuses sectionnées.

La suture osseuse n'a été pratiquée dans aucun des cas que nous signalons. M. le professeur Duret la considère comme inutile et n'ajoutant rien aux résultats que donne l'immobilisation· en bonne position pendant un temps suffisamment prolongé.

Le drainage est supprimé d'une façon habituelle sauf dans les cas où, comme nous l'avons dit plus haut, il existe de vastes abcès péri-articulaires. Sans chercher à suturer les parties profondes fibreuses, le chirurgien réunit simplement les lèvres de la plaie cutanée par quelques points séparés au catgut. On évite ainsi d'être obligé d'enlever les fils au bout de quelques jours.

Pansement. — Le pansement est fait à la gaze iodoformée et appliqué rapidement pendant que deux aides maintiennent rigoureusement le membre en bonne position. Le membre est alors placé dans une gouttière plâtrée, entourant les deux tiers de la circonférence du membre et allant de l'extrémité des orteils jusqu'à mi-hauteur de la cuisse.

Cette gouttière étant maintenue appliquée exactement par une bande de toile, on fixe le membre sur une attelle à pédale garnie d'une épaisse couche de ouate, surtout à sa partie inférieure, en ajoutant deux attelles latérales, une de chaque côté du membre, de façon à empêcher tout déplacement ultérieur et à maintenir le membre dans l'attitude idéale, jusqu'après la dessication complète et définive de l'appareil. Les attelles sont enlevées, en général, au bout de 24 heures.

Lorsqu'aucun incident ne survient, l'appareil est laissé en place pendant 45 à 60 jours ; c'est le cas pour la plupart de nos opérés ; les suites opératoires sont dans la majeure partie des faits remarquablement bonnes. Au bout de ce temps, on enlève la gouttière plâtrée et le pansement : la soudure des tiges osseuses est souvent presque complète et la plaie opératoire entièrement cicatrisée. On applique à ce moment un appareil silicaté que le sujet portera pendant 2 à 3 mois, tout en utilisant progressivement son membre pour la marche. S'il s'agit d'un enfant, cet appareil est renouvelé à diverses reprises afin d'éviter la production de déviations secondaires. Cette précaution, jugée inutile bien souvent par les parents des petits malades, est la cause de bien des déviations post-opératoires qui auraient pu être évitées par le port d'appareils silicatés ou d'appareils de soutien d'un autre genre presque indispensables chez l'enfant, durant toute la période de croissance.

Cette technique opératoire, qui se rapproche beaucoup de celle de Bœckel, employée d'une façon systématique, a donné les excellents résultats que nous signalerons plus loin. La guérison complète, avec attitude du membre en bonne position, est obtenue sans suture osseuse, sans drainage, sous un seul pansement.

CHAPITRE TROISIÈME

OBSERVATIONS

OBSERVATION I

Hélène C., deux ans, entrée à l'hôpital le 4 mai 1897. Genou énorme, distendu par les fongosités ; la jambe droite est en flexion sur la cuisse presque à angle droit, en abduction avec rotation en dehors. *Genu valgum* : il existe une distance de 13 cm. entre la verticale tombant de la face interne de l'articulation et une ligne horizontale passant par le sommet de la malléole interne. Mouvements spontanés nuls. Mouvements de latéralité très nets. Le genou droit mesure 23 cm. de circonférence maxima, le genou gauche 19 cm.

Résection intra-épiphysaire du genou, au début de mai. Les cartilages articulaires ont presque complètement disparu Suites opératoires normales. La malade sort le 29 juin.

Revue en octobre. La consolidation est encore incomplète, on replace un appareil silicaté. La malade revient en janvier 1898 ; guérie opératoirement.

Revue en 1906. Deux ans après la résection qui avait donné des résultats immédiats très satisfaisants, la malade a fait un séjour dans un autre hôpital de Lille durant six mois où elle aurait subi une deuxième intervention qui a laissé une large cicatrice étoilée à la face externe du genou.

Actuellement l'état général de la malade est superbe, c'est une fille de onze ans vigoureuse, très bien développée pour son âge. Le membre inférieur droit est beaucoup moins développé que l'autre. Le raccourcissement total est d'environ 13 cm. 50. Le membre est dans la rectitude presque absolue. L'enfant marche très bien, mais aurait besoin d'un bon appareil prothétique ; sans appareil la marche est pénible.

OBSERVATION II

Désiré Raymond, âgé de deux ans et demi, entre à l'hôpital le 22 mars 1900. Mère morte de tuberculose pulmonaire, une sœur morte de méningite. Début il y a un peu plus d'un an. Le genou gauche devient progressivement gros, douloureux et la jambe se met en flexion sur la cuisse.

A l'examen : le genou est très volumineux. La jambe est en flexion à angle aigu sur la cuisse ; subluxation du tibia sur le fémur ; fistules au niveau du condyle interne du fémur et au niveau du condyle externe à la même hauteur. Mouvements spontanés nuls. Les mouvements provoqués sont très limités, on arrive à peine à étendre la jambe sur la cuisse jusqu'à l'angle droit. Les mouvements de latéralité sont très marqués ; mobilité également très nette du tibia sur le fémur dans le sens antéro-postérieur.

Devant les désordres étendus de l'articulation, on se décide à pratiquer la résection du genou comme pis aller, voulant essayer de conserver encore quand même le membre. M. le professeur Duret pratique la *résection intra-épiphysaire du genou gauche*, le 27 mars, suivant le procédé ordinairement employé par lui. Sans qu'il y eût eu aucun incident à signaler, le petit malade ne peut supporter le choc opératoire et meurt le même jour dans la soirée.

OBSERVATION III

Marcel D., âgé de quatre ans, entre dans le service en mai 1898. Depuis dix-huit mois, le petit malade est soigné pour une tumeur blanche que l'on traite par l'immobilisation et l'ignipuncture. On lui a appliqué successivement cinq appareils silicatés, sans succès.

A l'examen, on constate une augmentation de volume considérable du genou. Il existe à la face antérieure de la cuisse une énorme collection purulente qui remonte jusqu'à sa partie moyenne. Destruction complète de l'appareil ligamenteux ; mouvements de latéralité très nets.

Résection intra-épiphysaire du genou le 6 mai 1898. Les extrémités articulaires sont manifestement altérées, le cartilage est comme porcelainé. Ouverture très large et curage de l'abcès énorme, du volume du poing qui remonte jusqu'à mi-cuisse ; lavage prolongé, etc. Suites opératoires normales. Le malade sort avec un silicate au début d'août.

Revu en octobre. Consolidation encore incomplète. Nouveau silicate. De même en février 1899. En avril, on constate une tendance de la jambe à se mettre en flexion : redressement manuel ; nouveau silicate. Revu en juillet : bonne attitude. De même en 1900.

Actuellement en 1906. Le résultat est excellent, la jambe est ankylosée dans la rectitude absolue ; raccourcissement : 3 cm. L'enfant se sert de son membre sans la moindre fatigue.

OBSERVATION IV

Blanche D., cinq ans, entre à l'hôpital le 13 février 1897. Début de l'affection à l'âge de un an et demi. Actuellement la jambe est en flexion à angle aigu sur la cuisse, le membre inférieur est très atrophié. Le genou est énorme ; il existe un gros abcès non ouvert remontant jusqu'à mi-cuisse. Sur le côté externe du genou on trouve deux fistules. Les mouvements spontanés et provoqués sont impossibles. Hypertrophie manifeste des condyles fémoraux, subluxation du tibia en arrière sur le fémur. Pas d'ankylose vraie, rétraction des tendons fléchisseurs.

Résection intra-épiphysaire du genou le 24 février. Suites opératoires normales. Premier pansement le 10 mars. La malade sort le 2 mai avec un silicate qui est renouvelé dans l'année. Elle revient en février 1898. Ankylose solide, jambe dans la rectitude ; se sert de son membre sans difficulté.

Actuellement en 1906, la malade est restée complètement guérie depuis neuf ans, toutefois la jambe forme avec la cuisse un angle de 170° environ, le raccourcissement serait insignifiant sans cette flexion qui force la malade à marcher légèrement sur la partie antérieure du pied ; toutefois elle se sert actuellement de son membre sans gêne et sans fatigue.

OBSERVATION V

Berthe D., six ans, entre à l'hôpital au début de 1896. Souffre du genou depuis quatre ans. Actuellement la jambe est fléchie sur la cuisse presque à angle droit et en légère rotation en dehors. L'attitude vicieuse s'est développée malgré les appareils orthopédiques. Pas de mouvements spontanés ni provoqués. Empâtement des culs-de-sac.

Résection intra-épiphysaire du genou le 22 juin. Ankylose fibreuse. Soudure intime de la rotule aux condyles fémoraux. Deux foyers d'ostéite tuberculeuse avec séquestres, l'un au niveau du tibia entre les tubérosités, l'autre sur le fémur au niveau du condyle interne. Cautérisation au chlorure de zinc, pas de drainage.

Revue guérie la même année. Sans nouvelles depuis.

Observation VI

Gaston D., six ans, entre à l'hôpital le 10 mars 1898. Début de l'affection il y a un an par douleurs et augmentation de volume du genou gauche. La jambe se met progressivement en flexion.

Etat actuel : tumeur blanche du genou à la troisième période. Jambe fléchie à angle droit sur la cuisse, subluxation du tibia sur le fémur avec rotation du pied en dehors. Genou distendu par les fongosités. Mouvements impossibles.

Résection intra-épiphysaire du genou le 20 mars. Les cartilages articulaires du tibia sont détruits par les fongosités. Les condyles fémoraux ne reposent sur les plateaux du tibia que par leur partie tout à fait postérieure. Suites opératoires normales. Réunion *per primam*. Sort le 5 juin 1898 avec un silicate. Revu en juillet, guéri.

Actuellement en 1906, huit ans après l'opération, la guérison reste complète. Ankylose dans la rectitude presque absolue (flexion de 3 à 4 degrés) ; le malade peut marcher, courir sans la moindre fatigue. La cuisse est atrophiée par rapport à celle du côté opposé ; les muscles de la jambe sont très bien développés. La distance de l'épine-iliaque antéro-supérieure à la malléole externe est de 78 cm. du côté gauche, de 81 cm. 1/2 du côté droit. Boiterie très légère.

Observation VII

Léonard C., six ans, entre à l'hôpital le 25 juillet 1898 pour une ostéo-arthrite suppurée du genou droit. (Observation manque).

Résection intra-épiphysaire du genou. Suites opératoires assez mouvementées. Élévation de température pendant plusieurs jours. Injections d'eau oxygénée, etc. On fait le pansement tous les trois jours. Puis la suppuration cesse, on applique à plusieurs

reprises des silicates et le malade sort guéri opératoirement le
6 juin 1899.

Actuellement en 1906. Le petit malade, âgé de quatorze ans,
est très vigoureux, son état général est excellent. Il fait de la
gymnastique aux appareils avec les membres supérieurs.

Le membre inférieur droit est beaucoup moins développé que
l'autre.

Distance du grand trochanter à l'interligne fémoro-tibial : D. :
29 cm. G. : 41 cm.

Circonférence maxima de la cuisse : D. : 36 cm. G. : 43 cm.

Distance de l'interligne fémoro-tibial à la pointe de la malléole
externe : D. : 31 cm. G. : 39 cm. Circonférence maxima du mollet
droit: 26 cm. ; mollet gauche : 28 cm. Il y a donc 20 cm. de raccourcissement La jambe forme avec la cuisse un angle d'environ 30°.
Scoliose à convexité droite : la flèche de la concavité est de 6 cm.

Le genou est complètement guéri, ankylosé, indolore. La marche
est pénible à cause du raccourcissement. Le malade ne porte pas d'appareil orthopédique. Résultat fonctionnel très médiocre.

OBSERVATION VIII

Noémi S., six ans, entre à l'hôpital en mai 1900. Début de
l'affection il y a plusieurs mois par de la douleur au niveau du genou
droit, gêne de la marche et claudication. Genou très augmenté
de volume. Saillie manifeste du condyle interne du fémur. Mouvements spontanés jusqu'à la demi-flexion seulement ; de même
mouvements provoqués ; quelques mouvements de latéralité, atrophie
manifeste de la jambe et de la cuisse.

Résection intra-épiphysaire du genou. Lésions osseuses nettes.
Guérison.

En 1906, la guérison est maintenue ; ankylose complète dans la
rectitude absolue ; raccourcissement : 3 cm. ; l'enfant court et se sert
de son membre sans la moindre fatigue. Résultat excellent.

OBSERVATION IX

Gaston B., sept ans, soigné depuis 1890 jusqu'à 1895 par
ignipuncture et immobilisation dans des appareils silicatés, pour une
tumeur blanche du genou droit. Aucune amélioration n'est survenue.

Résection intra épiphysaire du genou en janvier 1895. Suites opératoires normales. Sort guéri.

Revu en juin 1895. La guérison est complète. En 1899 (Thèse Boeldieu, obs. XXXV), résultat excellent ; ankylose en flexion très légère Raccourcissement réel : 1 cm. 1/2.

En 1906, onze ans après l'opération, la guérison est parfaite. Flexion peu prononcée (175° environ). Raccourcissement : 2 cm. ; le jeune homme se sert de son membre sans la moindre fatigue.

OBSERVATION X

Edmond T., sept ans, entre à l'hôpital le 5 mai 1896. Début de l'affection il y a huit mois au niveau du genou droit qui est énorme, distendu par du pus et des fongosités. Jambe fléchie et immobilisée sur la cuisse à angle droit. Fracture au niveau du tiers inférieur du fémur la veille de l'opération.

Résection intra-épiphysaire du genou, le 8 mai. Sous chloroforme, on arrive à mettre le membre dans l'extension. Masse caséeuse au niveau du condyle externe du fémur. Premier pansement le 22 juin. Fracture de cuisse consolidée, sort guéri le 13 juillet avec un silicate.

En 1906, guérison complète, mais flexion à angle droit de la jambe sur la cuisse depuis 1905. Raccourcissement réel : 5 cm ; apparent : 24 cm.

Deuxième résection du genou, orthopédique, le 20 mars 1906. Section osseuse en forme de coin. L'ankylose est osseuse, complète. Actuellement, en mai, guérison complète ; le premier pansement ayant été fait le 7 mai, on constate la guérison de la plaie opératoire ; la soudure des deux os est déjà assez solide pour que le malade puisse soulever lui-même le membre au-dessus du plan du lit. Raccourcissement : 6 cm. 5.

OBSERVATION XI

Paul de B , sept ans, entré à l'hôpital le 21 mars 1898. Chute sur le genou il y a deux ans. Actuellement genou gros, globuleux, hypertrophie considérable de l'extrémité inférieure du fémur. La jambe est fléchie à angle très aigu sur la cuisse. Mouvements spontanés nuls, mouvements provoqués très douloureux et presque impossibles.

Cicatrice gaufrée au niveau du plateau interne du tibia due à un abcès survenu il y a plusieurs mois. Etat général satisfaisant.

Résection intra-épiphysaire du genou le 29 mars. Fongosités remplissant l'articulation. Les condyles internes du tibia et du fémur sont érodés.

Le malade sort guéri le 3o mai avec un silicate. Revu guéri en septembre.

Nouvelles en 1906. Le petit malade est resté parfaitement guéri du genou, mais il est mort en décembre 1902 d'une affection indéterminée.

OBSERVATION XII

Léonie L., sept ans et demi, entre à l'hôpital le 29 mars 1898. Début de l'affection il y a trois ans par gêne progressive de la marche. Le genou droit a augmenté de volume surtout depuis un an et se dévie progressivement depuis quatre à cinq mois.

A l'examen, la jambe est en flexion à angle obtus sur la cuisse, 110° environ. Subluxation du tibia en dehors et en arrière avec rotation en dehors : la pointe du pied regarde en dehors, le talon en dedans. Mouvements de flexion jusqu'à l'angle droit, mouvements d'extension impossibles par suite de la rétraction des muscles. Il existe deux abcès, l'un du volume d'une pomme à la partie interne du genou, l'autre un peu moins gros correspondant au cul-de-sac inféro-externe de la synoviale. Mouvements de latéralité très nets.

Le genou droit mesure 26 cm. de circonférence, le genou sain 22 cm.

Résection du genou le 2 mai. Ouverture des deux abcès qui contiennent du pus grumeleux et des débris caséeux. A la face interne du condyle interne du tibia il existe un petit foyer caséeux qu'on gratte. Suites opératoires normales. Guérison par première intention. Le malade sort le 3o mai avec un silicate qu'on renouvelle en juillet. En novembre la guérison est maintenue.

Actuellement en 1906, la petite malade est complètement guérie, le genou est indolore. Ankylose complète, mais la jambe est fléchie à angle droit sur la cuisse. Longueur totale du membre droit opéré : 78 cm. Longueur du membre inférieur gauche : 83 cm. La jeune fille marche et court sans fatigue exagérée, la pointe du pied droit reposant seule sur le sol. Résultat fonctionnel médiocre.

Observation XIII

Fernande W., sept ans, entre à l'hôpital en juin 1905. Début de l'affection il y a environ deux ans et demi : soignée au début en ville par le massage. A fait un premier séjour dans le service au début de l'année, on lui a appliqué un silicate avec lequel elle a continué à marcher. Le genou gauche est énorme, globuleux, fistuleux. Les douleurs sont extrêmement vives.

Résection intra-épiphysaire du genou en juillet. Suites opératoires normales. L'appareil est retiré en octobre. Consolidation complète.

En janvier 1906, l'enfant marche et court sans aucune douleur, la jambe est en flexion légère sur la cuisse (170° environ). Raccourcissement : 3 cm. 1/2. Le genou malade mesure 19 cm. de circonférence maxima, le genou sain 21 cm. 1/2 L'ankylose est complète.

Observation XIV

Angèle R., huit ans, entre à l'hôpital le 9 mars 1893. Début de l'affection en 1890 par des douleurs. Augmentation progressive de volume. Actuellement tumeur blanche avec vaste collection suppurée. Douleurs très vives. Mouvements nuls.

Résection intra-épiphysaire du genou en mars 1893 par M. le professeur Duret. Suites opératoires normales. La malade sort guérie le 21 mai 1893.

Revue en juin de la même année guérie. Dix-huit mois après, formation d'une nouvelle collection suppurée péri-articulaire, incision, guérison au bout de trois semaines. En 1896, fait un séjour à l'hôpital Saint-Sauveur dans le service de M. le professeur Phocas pour un abcès du creux poplité : ouverture et drainage, guérison rapide.

30 juillet 1899. Constatations faites à l'hôpital Saint-Sauveur : le genou est ankylosé dans la rectitude absolue, mais il est déformé et présente un enfoncement au niveau de l'épiphyse supérieure du tibia à la face interne. (Thèse Boeldieu. Obs. LVI). Raccourcissement réel : 5 cm. 1/2. L'enfant, âgée de quatorze ans, marche sans difficulté aucune. Résultat excellent.

En 1906, la guérison s'est maintenue complète : ankylose dans la rectitude. Raccourcissement : 5 cm. facilement compensé par une semelle un peu plus haute. La malade travaille et marche sans aucune fatigue.

Observation XV

Léon D., huit ans, entre à l'hôpital le 25 mars 1897. Début de
l'affection il y a deux ans environ. La jambe est en flexion à angle
obtus sur la cuisse. Genou énorme. Hypertrophie considérable des
condyles fémoraux, surtout du condyle interne. Mouvements anormaux de latéralité et d'avant en arrière.

Résection intra-épiphysaire du genou le 3o mars. Lésions
osseuses et articulaires très marquées, surtout au niveau du condyle
interne. On enlève à la gouge la partie supérieure du condyle externe
du fémur. Suites opératoires normales. Sort guéri le 3o mai avec un
silicate. Nouvel appareil en juillet et novembre. Revu guéri en
janvier 1898.

En 1906 ; neuf ans après, guérison restée complète. Ankylose en
flexion légère (160°). Raccourcissement apparent : 7 cm. Le résultat
fonctionnel est très bon.

Observation XVI

Gustave V., huit ans et demi, entre à l'hôpital le 9 février 1892.
Début brusque de l'affection le 7 février, l'état devient rapidement
grave ; tuméfaction de l'articulation, douleurs vives, fièvre élevée.
Le 11, on pratique l'arthrotomie avec lavage de la cavité articulaire
et drainage. Arthrite purulente. Les jours suivants, après une amélioration passagère, l'état général redevient grave, la plaie articulaire a
mauvais aspect. Formation d'une collection purulente au niveau du
creux poplité.

Nouvelle intervention le 2 mars; l'articulation est en état de
désorganisation complète, on se décide à la résection intra-épiphysaire
du genou, pour éviter l'amputation. Procédé ordinaire. Résection
d'une épaisseur minime des surfaces articulaires au couteau. Excision
de la synoviale. Lavage. Drainage. Plâtre. Suites opératoires mouvementées; cependant, à partir du 12 mars, l'état général se relève
rapidement, l'état local est excellent et le petit malade sort dans le
courant de mai avec un appareil silicaté. L'ankylose n'existe
pas encore.

2 juillet. Ankylose encore incomplète. Tendance à la flexion de la
jambe sur la cuisse. Ténotomie du biceps et du demi-membraneux.
Nouvel appareil silicaté.

2 octobre. Ankylose presque complète dans la rectitude. Le malade sort porteur d'un appareil en cuir moulé à tiges métalliques rigides. Raccourcissement n'atteignant pas 3 centimètres.

En 1906. Nous avons eu des nouvelles du malade. Résultat excellent. Ankylose dans la rectitude. Le sujet se sert de son membre sans la moindre fatigue.

Observation XVII

Alfred G., neuf ans, entre à l'hôpital le 21 février 1898. Début de l'affection en juin 1895 par une chute sur le genou. Le malade a conservé pendant plus d'un an un appareil silicaté ; depuis cette époque le genou est toujours resté gros et douloureux.

A l'examen, la jambe gauche est en flexion très légère sur la cuisse. Le genou est énorme, globuleux, distendu par du liquide et des fongosités. Il mesure 28 cm. de circonférence, le genou droit 24 cm. seulement. Les mouvements spontanés et provoqués sont impossibles. Cicatrice déprimée, adhérente à l'os au niveau de la face interne de l'articulation qui aurait été déterminée par l'ouverture d'un abcès, il y a deux ans.

Résection intra-épiphysaire du genou le 25 février. Fongosités très abondantes. Lésions osseuses peu avancées. Suites opératoires normales. Le premier pansement est fait trois semaines après l'opération. Réunion des téguments *per primam*. Le 30 avril, le malade retourne chez lui avec un appareil silicaté.

Actuellement en 1906, le malade, âgé de seize ans, est resté guéri, il travaille sans fatigue. Ankylose dans la rectitude. Le raccourcissement est de 5 cm. Résultat fonctionnel bon. Claudication légère.

Observation XVIII

Désiré D., neuf ans, entre le 18 juillet 1905 ; premier séjour à l'hôpital en mars 1905, le malade continue à marcher avec un silicate. En juillet l'état est stationnaire. Au début d'août on applique un silicate après ignipuncture, l'enfant continue à marcher sans douleur avec l'appareil jusqu'au début de décembre. A ce moment on constate que le genou droit est globuleux, distendu par les fongosités. Circonférence maxima : 30 cm. 1/2 ; du côté sain : 26 cm. Plusieurs fistules à la face interne et externe de l'articulation. Tous les mouvements sont impossibles. La jambe est en très légère flexion sur la cuisse. Légère mobilité latérale. Douleurs vives à la pression.

Résection du genou le 21 décembre. On enlève à la scie une partie très faible des condyles et du plateau du tibia (1 cm.), pas de drainage. Suture de la peau au catgut. Suites opératoires : suppuration.

Actuellement en mai 1906. Ankylose dans la rectitude, mais la guérison n'est pas obtenue. Persistance de fistules et de fongosités. Résultat actuellement médiocre.

OBSERVATION XIX

Béatrix B., dix ans, entre à l'hôpital le 29 juillet 1895. Début de l'affection à l'âge de six ans. Actuellement : ostéo-arthrite suppurée ancienne du genou droit avec ankylose en flexion à angle aigu et subluxation du tibia.

Résection intra-épiphysaire du genou le 29 juillet. Suites opératoires absolument normales. Sort le 3 septembre avec un silicate qui est renouvelé à diverses reprises jusqu'en mars 1896.

En 1906, état général excellent. Ankylose du membre dans la rectitude. Raccourcissement : 3 cm. La malade exerce un métier très fatigant sans la moindre gêne.

OBSERVATION XX

Joséphine O., dix ans, entre le 23 avril 1900. Chute sur le genou droit à l'âge de quatre ans. Actuellement la jambe est en flexion légère sur la cuisse ; genou globuleux ; hypertrophie du condyle interne manifeste et pression très douloureuse à ce niveau. Sensation de fluctuation profonde. Cicatrice longitudinale, déprimée, adhérente sur le côté externe de l'article. Flexion très limitée, 45° environ. Mouvements de latéralité.

Résection intra-épiphysaire le 2 avril. Fusées purulentes nombreuses. Suites opératoires normales. Sort guérie le 27 juillet.

En 1906 ; résultat resté excellent ; ankylose complète avec flexion de quelques degrés. Le raccourcissement est minime et la boiterie insignifiante. Guérison complète.

OBSERVATION XXI

Madeleine D., dix ans, entre à l'hôpital le 2 novembre 1893. Début de l'affection il y a deux ans. Actuellement genou augmenté de volume, très douloureux, flexion à angle droit. Mouvements impossibles à cause des douleurs.

Résection intra-épiphysaire du genou en novembre par **M.** le professeur Duret. Suites opératoires normales. La malade sort guérie le 22 février 1894.

En mai 1899 (résultats constatés à l'hôpital Saint-Sauveur), la guérison est restée complète. Ankylose dans la rectitude. Raccourcissement réel de 3 cm. L'enfant boite un peu, mais marche sans fatigue et sans douleurs.

En 1906, nous avons eu des nouvelles de la malade dont la guérison est restée complète; elle travaille en fabrique et se sert de son membre sans fatigue.

Observation XXII

Céline D., âgée de onze ans, entre à l'hôpital pour la première fois le 3 décembre 1895. Tumeur blanche ancienne du genou droit avec ankylose en flexion et subluxation du tibia sur le fémur.

Résection intra-épiphysaire du genou le 10 décembre. Suites opératoires normales. Sort guérie le 23 février.

Le résultat a été excellent jusque dans ces derniers mois où à la suite d'une chute, en 1898, la jambe se fléchit peu à peu sur la cuisse jusqu'à l'angle droit. Elle rentre à l'hôpital de nouveau le 6 juillet 1898.

Nouvelle résection du genou, dans un but orthopédique. La malade sort guérie le 7 septembre 1898 avec un appareil silicaté qu'elle conserve durant quelques mois.

Actuellement en 1906, la malade, âgée de vingt et un ans, est restée complètement guérie. Le genou est complètement ankylosé dans la rectitude. Le raccourcissement est de 3 cm. 1/2. La malade travaille sans fatigue, la boiterie est presque nulle.

Observation XXIII

Georges V., onze ans, entre à l'hôpital le 14 juin 1896. Début de l'affection il y a cinq ans, le genou est volumineux, mesure 32 cm. de circonférence ; le genou droit n'en mesure que 27. La jambe est en flexion à angle droit sur la cuisse, elle est en même temps en rotation externe ; la rotule est déplacée en dehors. Douleurs vives à la pression. Mouvements impossibles.

Résection intra-épiphysaire du genou le 17 juin. Poche caséeuse en avant du condyle interne. Le cartilage articulaire du condyle externe et celui du plateau correspondant du tibia sont érodés dans toute leur étendue. Par suite de la rétraction très prononcée des muscles fléchisseurs, il faut des tractions énergiques et prolongées pour amener la jambe dans l'axe de la cuisse et adapter les deux surfaces de section.

Suites opératoires normales. Sort guéri le 17 juillet avec un silicate. Nouveau silicate en octobre.

Actuellement en 1906, dix ans après l'opération, la guérison est complète ; mais il existe une attitude vicieuse en flexion au voisinage de l'angle droit qui rend la marche très pénible.

Observation XXIV

Marie D., douze ans, entre à l'hôpital le 19 mai 1903. Rien à signaler dans ses antécédents. L'affection a débuté en janvier 1902 par une chute sur le genou, qui devient douloureux et augmente de volume. En janvier 1903, un abcès s'ouvre sur la face interne de la cuisse et au niveau du creux poplité ; depuis cette époque les trajets fistuleux persistent.

A l'examen : la jambe forme avec la cuisse un angle de 60°. Le genou est globuleux, déformé. Il existe une énorme poche fluctuante au niveau du tiers inférieur de la cuisse et à la face interne de la jambe dans la moitié supérieure. Les mouvements spontanés sont impossibles.

Résection le 23 mai. A l'ouverture de l'articulation, il s'écoule environ un litre de pus. On fait un large débridement et un drainage minutieux de l'énorme abcès. A la pression, au niveau des extrémités osseuses réséquées, on voit sourdre des gouttelettes de pus. Lavage très soigné de l'articulation, ébouillantement.

Schock opératoire extrêmement prononcé, 1500 gr. de sérum artificiel dans la journée. L'état local est excellent, puis peu à peu l'état général s'améliore et la malade sort guérie le 29 juillet avec un silicate. Elle a été revue à différentes reprises jusqu'en juillet 1904 et on a appliqué chaque fois un nouveau silicate.

Actuellement en janvier 1906: Le résultat est excellent. Ankylose complète dans la rectitude. La malade marche sans la moindre fatigue.

OBSERVATION XXV

Léontine D., treize ans, entre le 26 octobre 1898 dans le service de
M. le professeur Duret. Début par le genou droit à l'âge de dix-sept
mois. Le genou gauche a été atteint presque à la même époque.
Antécédents héréditaires et familiaux très chargés au point de vue
tuberculose.

A l'examen : du côté *gauche* la jambe est fléchie à angle droit
sur la cuisse. Le membre est extrêmement atrophié, à tel point que les
os hypertrophiés sont immédiatement accessibles sous la peau. Cicatrices au niveau du condyle externe du tibia Ankylose complète
du genou.

A droite, l'ankylose n'est pas complète, on peut provoquer
quelques petits mouvements du tibia sur le fémur. La jambe forme
avec la cuisse un angle obtus. Cicatrices de pointes de feu. On
observe au-dessus des condyles du fémur, et à la partie moyenne du
fémur deux épaississements localisés qui semblent dus à des fractures
anciennes (rachitisme).

Longueur du fémur gauche : 31 cm. ; droit : 30 cm.

Longueur du tibia gauche : 29 cm. ; droit : 29 cm.

Résection cunéiforme du genou gauche le 2 novembre 1897
par M. le professeur Duret. On est obligé de pratiquer la section à
ciel ouvert des tendons postérieurs pour remettre le membre dans
l'axe. Suites opératoires normales. La malade sort guérie opératoirement le 13 mars 1898. Elle n'est jamais revenue se montrer
malgré les recommandations.

25 juillet 1899. Résultats constatés à l'hôpital Saint-Sauveur:
Jambe gauche en flexion légère (173°). Du côté droit la tumeur
blanche est guérie, mais le genou est ankylosé en mauvaise position
(97°). Le résultat opératoire est excellent, mais le résultat fonctionnel
est mauvais, vu l'ankylose angulaire du genou non réséqué.

En 1906, guérison restée complète du côté opéré; ankylose du
genou droit en flexion à angle droit ; 11 cm. environ de raccourcissement apparent, 3 cm. de raccourcissement réel. Malgré l'ankylose
des deux genoux, dont l'un en mauvaise position, la malade arrive
à marcher même sans l'aide d'une canne et sans effort apparent.

OBSERVATION XXVI

Marie L., quatorze ans, entre à l'hôpital le 5 juillet 1897. Début de
l'affection à l'âge de quatre ans...

Examen : Le genou est augmenté de volume, déformé. Au palper pas de sensation de fluctuation. Les condyles du fémur sont facilement accessibles à la partie antérieure. La rotule semble occuper la partie inférieure de la poulie intercondylienne et elle est en même temps luxée en dehors de sorte qu'elle se trouve en dessous du condyle externe. Luxation complète du tibia en arrière avec rotation externe de telle sorte que le pied est complètement tourné en dehors. Pas de douleurs à la pression. Mouvements impossibles.

Résection du genou le 9 juillet. La rotule est placée horizontalement sous le condyle fémoral externe aux dépens duquel elle s'est creusée un lit. La rétraction des tissus est telle qu'il est impossible d'ouvrir l'articulation. On sectionne d'abord à la scie un fragment en forme de coin à base antérieure d'une épaisseur de 1 cm. 5. La section passe à travers les condyles du fémur et la rotule. On dégage alors au bistouri sur une étendue de 1 cm. les plateaux du tibia et on les réséque. Il existe à ce niveau un long séquestre transversal jaunâtre qu'on enlève et qui laisse une cavité profonde de 1 cm. Redressement pénible à cause de la rétraction des tissus de la face postérieure.

Suites opératoires normales. Premier pansement trente jours plus tard. Réunion *per primam*. Sort avec un silicate le 8 septembre. Revue en octobre. Consolidation presque complète. Nouvel appareil silicaté. Revue en février 1898, guérie.

Nouvelles en 1906. Guérison maintenue complète en bonne attitude. La malade peut marcher sans presque boiter et travailler sans aucune fatigue. Raccourcissement : 3 cm. 1/2 environ.

OBSERVATION XXVII

Ludivine D., âgée de quatorze ans, entre à l'hôpital le 4 octobre 1897. Début de l'affection à l'âge de vingt et un mois. Actuellement ankylose complète du genou avec flexion à angle droit de la jambe sur la cuisse. Subluxation du tibia en arrière. Mouvements spontanés et provoqués nuls. Les muscles du creux poplité rétractés forment corde en arrière. Le membre tout entier a subi un *arrêt de développement* considérable. En prenant la longueur totale du membre (tibia et fémur) on constate que le *raccourcissement réel est de 10 cm*. Raccourcissement apparent beaucoup plus considérable puisque la jambe est fléchie à angle droit. La malade marche avec un pilon adapté au genou fléchi.

Résection orthopédique du genou droit le 11 octobre 1897.

Après la section osseuse, on est obligé de faire trois ténotomies à ciel ouvert, pour faire coïncider l'axe de la jambe avec celui de la cuisse. Suture de la peau au catgut. Premier pansement le 15 novembre, réunion *per primam* ; deuxième pansement le 21 décembre, consolidation encore incomplète, silicate avec attelles. La malade sort le 25 décembre. Elle est soignée du 3 janvier au 5 avril 1898 pour une affection du pied droit sur laquelle nous n'avons aucun renseignement précis, mais pour laquelle elle a subi l'amputation des orteils.

Revue en mars 1906. Guérison restée complète, ankylose dans la rectitude, la malade marche sans difficulté en suppléant au raccourcissement de 12 cm. environ par un support en fer placé sous la chaussure.

Observation XXVIII

Edouard H., quinze ans, entre à l'hôpital le 7 mai 1893. Début de l'affection il y a trois ans par douleurs dans le genou. Augmentation progressive de volume. Depuis deux ans, il existe à la face interne du genou trois fistules qui donnent issue à du pus. La jambe est en flexion légère sur la cuisse. Les mouvements spontanés sont impossibles, les mouvements provoqués s'exécutent presque complètement mais avec beaucoup de peine. Douleurs très vives à la marche.

Résection du genou le 13 mai suivant le procédé ordinaire. Suites opératoires normales. Le malade sort guéri le 29 juin.

En 1906, nous avons revu le malade. Le résultat est parfait. Ankylose complète dans la rectitude. Le sujet, qui exerce un métier très pénible sans la moindre fatigue est d'une agilité telle que l'ankylose du genou est à peine apparente ; 3 cm. de raccourcissement.

Observation XXIX

Gustave V., quinze ans, entre à l'hôpital le 16 mai 1896. Début de l'affection il y a sept ans. Genou gauche. Douleurs peu vives. Boite seulement depuis deux ans, n'a jamais cessé de marcher. Depuis six mois existent plusieurs fistules. La jambe est en demi-flexion sur la cuisse. Les condyles du fémur et les plateaux du tibia sont considérablement hypertrophiés et élargis ; la rotule est soudée aux condyles du fémur, mais l'ankylose du genou est incomplète. Etat général bon.

Résection du genou gauche le 19 mai. La rotule est énorme, adhérente ; lésions des condyles. Résection suivant le procédé ordi-

naire. Premier pansement le 22 juin. Consolidation presque complète. Sort le 17 juillet avec un appareil silicaté. Revu en octobre
complètement guéri

Nouvelles en 1906. Résultat excellent. La guérison s'est maintenue. Ankylose dans la rectitude. Raccourcissement à peine appré-
ciable. Le sujet se sert de son membre sans aucune fatigue.

Observation XXX

Élie D., quinze ans, entre à l'hôpital le 8 avril 1897. Début de
l'affection il y a trois ans sans cause connue, par des douleurs et de
la boiterie. En janvier 1897, le malade fait une chute sur le membre
droit à la suite de laquelle il est obligé de suspendre un moment son
travail.

A l'examen : on constate que la marche est encore possible, le pied
droit portant un peu sur son bord interne ; déviation en valgus du
genou correspondant ; hypertrophie énorme des condyles fémoraux,
surtout du condyle interne. Mouvements de flexion limités, un peu
au delà de l'angle droit ; pas de mouvements de latéralité.

Résection du genou. A la surface interne de la synoviale fon-
gueuse adhèrent deux ou trois masses fibrineuses pédiculées du
volume d'une amande. Les lésions osseuses sont surtout nettes au
niveau du condyle interne du fémur et du plateau interne du tibia
creusés d'une cavité remplie de caseum. Suites opératoires normales.
Le malade sort guéri le 17 juin.

Nouvelles en 1906. Guérison maintenue parfaite par ankylose
avec flexion à peine indiquée. Raccourcissement minime. Le malade
exerce la profession pénible de boulanger depuis son opération et n'a
jamais éprouvé la moindre gêne du côté de son genou.

Observation XXXI

Désiré M., âgé de quinze ans, entre à l'hôpital le 2 novembre 1897.
Arthrite ancienne du genou droit, datant de plusieurs années.
La jambe est fléchie à angle droit sur la cuisse. Ankylose presque
absolue dans cette position. Atrophie manifeste de tout le membre.
La circonférence maxima de la cuisse droite est de 32 cm., celle de
la cuisse gauche de 35 cm. ; celle de la jambe saine de 23 cm., de la
jambe droite de 17 cm. La cuisse droite présente à sa partie moyenne

une incurvation à concavité interne due à une ancienne fracture du fémur.

Résection du genou le 6 novembre. La rotule est soudée à la partie antérieure des condyles fémoraux. On pratique à la scie une section oblique sur les condyles fémoraux et tibiaux, de façon à enlever un coin osseux à base antérieure mesurant environ 22 millimètres. La section de l'os porte surtout sur les condyles fémoraux et peu sur le tibia. Section à ciel ouvert des tendons fléchisseurs internes et externes. Suites opératoires normales. Le malade sort guéri le 6 février 1898.

Actuellement en janvier 1906, huit ans après l'opération, le résultat est parfait, ankylose complète dans la rectitude. Le malade peut faire de longues marches à pied sans aucune gêne.

OBSERVATION XXXII

Louise H., âgée de quinze ans, entre à l'hôpital le 26 mars 1900. Pas d'antécédents bacillaires. Il y a trois ans, douleurs dans le genou droit ; puis le genou augmente progressivement de volume et les douleurs spontanées persistent irrégulières. Depuis quatre semaines, la malade éprouve des douleurs violentes pendant la marche.

A l'examen : on constate qu'il existe une atrophie marquée de tout le membre. La synoviale est épaissie et forme des bourrelets saillants. L'extrémité inférieure du fémur semble un peu augmentée de volume. Point douloureux très net au niveau de la tubérosité externe du tibia.

La jambe est en flexion légère sur la cuisse. Les mouvements spontanés et provoqués très limités.

Résection du genou le 31 mars. La synoviale est épaissie, rouge, tomenteuse, dans toute son étendue. Pas de lésions osseuses à l'œil nu. Le premier pansement est fait le 3 mai ; réunion *per primam*, consolidation très avancée. La malade sort le 3 juin avec un silicate. A été revue en octobre, guérie.

Nouvelles en janvier 1906. Résultat excellent. La malade est restée complètement guérie depuis six ans. Ankylose absolue dans la rectitude, le raccourcissement est insignifiant. La malade fait tous les jours une longue route pour se rendre à son travail sans la moindre fatigue.

OBSERVATION XXXIII

Reine V., âgée de quinze ans, entre à l'hôpital le 3 avril 1900. L'affection a débuté il y a trois ans et demi par de la douleur au niveau du genou. Depuis deux ans et demi, le genou est devenu plus volumineux, la douleur et la boiterie augmentent. La malade a travaillé jusqu'à il y a neuf mois. Repos complet au lit depuis six semaines.

Examen le 9 avril : Les deux membres sont dans la rectitude. Atrophie notable de la jambe et de la cuisse. Le genou est augmenté de volume, globuleux. Les culs-de-sac sont distendus par des fongosités. Mouvements spontanés de flexion jusqu'a l'angle droit. Mouvements de latéralité.

Résection du genou le 14 avril, suivant le procédé ordinaire. Le premier pansement est fait le 8 mai. La malade sort le 29 juin avec un silicate, opératoirement guérie par ankylose dans la rectitude.

Sans nouvelles depuis.

OBSERVATION XXXIV

Lucien W., quinze ans, a fait un premier séjour à l'hôpital Saint-Sauveur en mai 1896. (Thèse Boeldieu. Obs. LVII.) Début de l'affection à l'âge de trois ans. Deux ans après formation d'une collection purulente qui est ouverte et drainée. Appareils plâtrés successifs.

Résection du genou le 2 juin 1896 dans le service de M. le docteur Phocas.

En 1899; la guérison est maintenue; ankylose angulaire solide à 125°. Raccourcissement apparent, fonctionnel : 6 cm. La marche est facile bien que la boiterie soit assez marquée. Le petit malade, âgé de quinze ans, entre en 1903 dans le service de M. le professeur Duret. On constate que la flexion de la jambe sur la cuisse atteint maintenant l'angle droit. La marche est extrêmement pénible. La tuberculose est guérie.

M. le professeur Duret pratique alors dans le courant de juillet *une deuxième résection* pour remettre le membre en bonne position. L'appareil plâtré est enlevé le 10 septembre, et le petit malade sort guéri le 15 septembre avec un appareil silicaté. Le membre étant en bonne position.

En 1906, guérison complète. Ankylose dans la rectitude. Raccourcissement réel : 5 cm. Résultat excellent.

OBSERVATION XXXV

Camille D., quinze ans, entre à l'hôpital le 19 juin 1905. Pas d'antécédents. Le malade souffre depuis environ six mois du genou droit. L'articulation est très douloureuse, augmentée de volume, remplie de fongosités. Flexion très légère de la jambe sur la cuisse. Les mouvements spontanés sont impossibles, les mouvements provoqués très douloureux.

Résection du genou le 23 juin. Forme synoviale. Les extrémités osseuses paraissent saines. Premier pansement le 30 juillet. L'ankylose est presque complète. Réunion par première intention, le malade sort avec un appareil silicaté.

Revu en octobre 1905, résultat parfait. Ankylose complète en flexion très légère, 175° environ. Raccourcissement minime, à peine de 1 cm. Le petit malade marche sans aucune douleur et même sans claudication apparente. Il a repris son métier sans fatigue.

Actuellement en 1906, le résultat reste excellent.

OBSERVATION XXXVI

Jean G., âgé de seize ans, entre à l'hôpital en fin janvier 1896. Début de l'affection il y a six ans. La jambe est immobilisée sur la cuisse dans la flexion à angle droit, cependant il n'y a pas de synostose vraie. Les mouvements de flexion de la jambe sur la cuisse ne sont possibles que dans l'étendue de 1 à 2 degrés. Les condyles du fémur et l'extrémité supérieure du tibia sont augmentés de volume. La rotule est soudée aux condyles fémoraux. Il existe trace au niveau du condyle externe du fémur d'une fistule actuellement guérie.

Résection cunéiforme du genou en février 1896. On résèque 2 cm. au niveau des condyles du fémur et 1 cm. au niveau du tibia. Section des tendons rétractés du demi-tendineux, demi-membraneux et biceps. Le reste comme à l'ordinaire. Premier pansement le 4 mars, légère grippe à cette époque. Deuxième pansement le 18 mars, petit abcès sur le bord externe du genou. Guérison complète en fin avril. Le malade sort en mai avec un silicate.

Actuellement en 1906, guérison maintenue parfaite en bonne attitude. Résultat fonctionnel excellent.

OBSERVATION XXXVII

Marie V., dix-sept ans, entre à l'hôpital le 27 mars 1901. L'affection aurait débuté il y a un an. Au bout de trois mois, apparaissent de véritables douleurs spontanées. La malade n'éprouve de douleurs à la marche que depuis le mois de janvier. Traitement antérieur par vésicatoires, pointes de feu, teinture d'iode, sans amélioration.

Examen le 28 mars : Genou droit globuleux, augmenté de volume. Circonférence du genou droit : 43 cm., du côté sain : 36 cm. Atrophie de la cuisse et du mollet droit. Il existe des mouvements de latéralité très marqués. Les mouvements provoqués sont douloureux ; la jambe est dans l'extension sur la cuisse ; les mouvements de flexion sont impossibles. Pas de fistules.

Résection du genou droit le 2 avril. A l'ouverture de l'articulation, il s'écoule une grande quantité de pus venant du cul-de-sac supérieur distendu qui remonte jusqu'à mi-cuisse. Les cartilages articulaires du tibia sont complètement détruits, ainsi que le ligament latéral interne et les ligaments croisés. Suites opératoires : on enlève l'appareil au bout de six semaines, le 20 mai ; la consolidation est avancée. On replace un silicate et la malade sort guérie le 14 juillet.

Actuellement en janvier 1906, le résultat est parfait : la jambe est dans la rectitude absolue sur la cuisse, complètement ankylosée. La malade peut faire une longue marche tous les jours pour se rendre à son travail et rester debout du matin au soir sans la moindre fatigue.

OBSERVATION XXXVIII

Marie T., dix-sept ans, entre dans le service le 22 avril 1903. Soignée en 1893 dans le service de M. le professeur Duret pour une coxalgie droite avec abcès migrateur vers la cuisse. Résection de la hanche. Sept mois de séjour à l'hôpital. Résultat très satisfaisant.

A l'âge de cinq ans, chute sur le genou gauche. Tumeur blanche traitée et guérie avec ankylose dans la rectitude. Depuis quelques années cependant la jambe se fléchit progressivement sur la cuisse, cette flexion atteint aujourd'hui l'angle droit et c'est pour cette raison que la malade vient réclamer une intervention.

Résection du genou le 30 avril 1903. La rotule est intimement soudée au condyles fémoraux. Ankylose osseuse très solide entre le tibia et le fémur. On fait la résection cunéiforme en enlevant à la scie un coin osseux à base antérieure. Suture au catgut des plans profonds et de la peau. Pansement. Gouttière plâtrée.

Suites opératoires mouvementées. Aspect diphtéroïde de la plaie du genou. Au bout de quelques jours, pourriture d'hôpital ; grands lavages à l'eau oxygénée. A partir de ce moment, la fièvre tombe rapidement. Pansements les 24 mai, 5 juin, 26 juin, 30 juin. Début de consolidation. La malade sort guérie opératoirement avec un silicate.

Actuellement en janvier 1906 : Guérison persistante. Ankylose rectiligne. La malade peut travailler sans fatigue. Sa boiterie tient surtout à la résection ancienne de la hanche, dont le résultat est aussi bon que possible.

OBSERVATION XXXIX

Alvirie B. dix-huit ans, entre à l'hôpital le 10 février 1893. La malade souffre du genou *gauche* depuis l'âge de quatre ans. En octobre 1892, les douleurs reparaissent depuis trois semaines elles sont très vives, la marche est impossible. A l'examen, le genou est considérablement déformé ; la jambe est fléchie sur la cuisse à 130° environ, elle est manifestement portée en arrière, les condyles du fémur forment en avant une saillie considérable. Les mouvements spontanés sont presque nuls. La marche est très pénible, la malade n'appuie que sur la pointe du pied gauche. De ce côté la hanche est plus saillante, la colonne vertébrale est déviée avec convexité à droite.

Résection du genou le 14 février. Le chirurgien déploie un effort considérable pour séparer les deux surfaces articulaires entre lesquelles il existe des productions osseuses nettes. Extirpation de la rotule qui est elle-même soudée au fémur. Résection des extrémités articulaires. On arrive à grand'peine et cependant sans ténotomie à obtenir l'adaptation des surfaces osseuses et la rectitude du membre.

Suites opératoires normales. Le 14 mars, premier pansement, on enlève les drains, réunion *per primam*, deuxième pansement le 13 avril. Cicatrisation complète. La malade sort guérie le 14 avril. (Thèse Schotte. Paris 1900). Elle a été revue à différentes reprises jusque dans ces derniers temps, le résultat est excellent, la guérison est complète. La malade n'éprouve aucune douleur ni même aucune gêne après une marche assez longue.

OBSERVATION XL

Jérôme A., dix-huit ans, entre à l'hôpital le 15 juin 1897. Chute en août 1896. Entorse tibio-tarsienne du côté droit. Trois semaines plus tard, douleurs dans le genou droit et tuméfaction de l'articulation. On applique sans succès divers appareils pendant plusieurs mois.

À l'examen : on constate que l'augmentation de volume porte sur l'extrémité supérieure du tibia, surtout dans sa partie interne. Il existe à ce niveau une douleur très marquée à la pression. Le genou est en voie d'ankylose dans la rectitude. On se décide à intervenir, à cause des douleurs et de l'existence de lésions osseuses manifestes.

Résection du genou le 22 juin. Les lésions osseuses sont extrêmement prononcées. Après section des extrémités osseuses, on constate l'existence au niveau du fémur et du tibia de foyers caséeux qu'on évide à la gouge. Au niveau de la tête du péroné il existe un abcès froid en communication avec la partie la plus reculée de l'articulation ; cet abcès a disséqué le tendon du biceps qui est à nu dans sa cavité, il descend jusqu'à 6 ou 7 cent. au-dessous de la tête du péroné ; on pouvait faire sourdre, par pression à ce niveau, du pus derrière le condyle externe du tibia. Suites opératoires absolument normales. Le sujet sort guéri le 1er août.

Nouvelles en 1906. Le malade qui était complètement guéri par ankylose dans la rectitude avec raccourcissement minime, et avait repris son travail, est mort en 1900 d'une affection aiguë de nature indéterminée.

OBSERVATION XLI

Flore F., dix-huit ans, entre à l'hôpital le 21 juin 1900. Début de l'affection il y a six mois par douleurs, claudication. Cicatrices de gomme tuberculeuse au niveau de l'avant-bras gauche. Signes de tuberculose pulmonaire au début.

À l'examen : genou distendu par du liquide Sensation de fluctuation et choc rotulien. Du côté externe du genou, saillie plus prononcée et rougeur de la peau. Mouvements douloureux. La jambe est en flexion légère sur la cuisse.

Résection du genou le 26 juin. Premier pansement le 25 juillet. La malade sort guérie opératoirement le 22 octobre.

Nouvelles en 1906. La guérison du genou est restée complète, mais la malade a succombé deux ans après l'opération aux progrès de la tuberculose pulmonaire.

OBSERVATION XLII

Anna B., dix-neuf ans, entre à l'hôpital le 3 novembre 1896. Première chute sur le genou il y a quatorze mois, suivie d'épanchement et de claudication légère. Deuxième chute le 30 octobre.

Actuellement, jambe en flexion légère sur la cuisse. Subluxation en dehors assez prononcée, avec rotation de la jambe à tel point que le pied s'écarte de 4 centimètres de la ligne médiane. Genou globuleux, culs-de-sac distendus par fongosités. Tuméfaction de l'articulation surtout du côté interne, les condyles du tibia et du fémur du même côté sont hypertrophiés. Mouvements de latéralité très accusés. La malade a déjà été soumise à un traitement prolongé par les appareils silicatés et pointes de feu.

Résection du genou le 12 novembre. Fongosités très abondantes. Au niveau du condyle externe du fémur, masse caséeuse ; cavité creusée dans la partie postérieure du condyle interne. Après abrasion d'une tranche osseuse au niveau de la surface articulaire du tibia, on aperçoit dans l'épaisseur des plateaux deux petits foyers caséeux.

Réunion *per primam*. Sort le 9 février 1897 avec un silicate. Guérie.

En 1906, pas de nouvelles.

OBSERVATION XLIII

Eléonore P., dix-neuf ans et demi, entre à l'hôpital pour la première fois en janvier 1898. Souffre du genou à cette époque depuis plusieurs mois. A deux reprises, injections de chlorure de zinc, avec appareil silicaté. Pas d'amélioration. En janvier 1899, le genou est très augmenté de volume ; subluxation du tibia en arrière et en dehors avec déviation en valgus. Mouvements impossibles.

Résection du genou le 18 janvier 1899. Dans l'épaisseur du condyle interne, cavité irrégulière de 1 cm. 1/2 à 2 cm. de profondeur.

La malade sort guérie le 20 mars 1899. Revue en octobre 1899 et mars 1900.

Quatrième séjour du 30 octobre 1900 au 18 avril 1901. A la suite d'une chute en octobre 1900, rupture brusque de l'ankylose ; appareil silicaté durant trois mois ; au bout de ce temps, consolidation non obtenue ; nouvel appareil : en mars 1901 récidive confirmée avec fistules ; désorganisation de l'article.

Amputation de cuisse au tiers supérieur. Guérison.

En 1906, la guérison est restée parfaite ; le moignon d'amputation n'a jamais donné lieu à aucune douleur depuis cinq ans.

OBSERVATION XLIV

Marie L., vingt ans, entre à l'hôpital le 18 avril 1896. Début de l'affection du genou droit il y a dix ans. Circonférence : 35 cm. 1/2 ;

du côté gauche : 32 cm. Atrophie marquée de la jambe et de la cuisse. Légère déviation en valgus avec flexion de quelques degrés. Pas de mouvements de latéralité. Pas de douleurs spontanées. La marche est encore possible, mais provoque des douleurs assez vives.

Résection du genou le 30 avril. Lésions osseuses nettes au niveau du condyle externe du fémur, on résèque les condyles fémoraux sur une épaisseur de 1 cm. Après résection de l'extrémité supérieure du tibia, on constate l'existence, au niveau du plateau interne du tibia, d'une masse caséeuse occupant l'os sur une profondeur de 2 cm. Curage à la gouge. Cautérisation au chlorure de zinc, etc. Suites opératoires normales. Premier pansement le 19 mai. La malade sort guérie le 7 juillet avec un silicate. Revue en septembre.

Actuellement : dix ans après l'opération, la malade est restée complètement guérie ; ankylose absolue dans la rectitude ; travaille sans aucune fatigue, raccourcissement à peine apparent : 2 cm.

OBSERVATION XLV

Rosina L., vingt ans, entre à l'hôpital le 8 mars 1898. Rien à signaler dans les antécédents. Début de l'affection il y a un an par des douleurs très vives dans le genou avec augmentation de volume. Impossibilité absolue de la marche. Au bout de quinze jours le genou a été immobilisé dans un appareil plâtré pendant six mois.

A l'examen : on remarque que la jambe est en flexion très légère sur la cuisse (10° envir.), on ne peut obtenir l'extension complète. Augmentation considérable du volume du genou : 40 cm. de circonférence, 38 cm. du côté sain. La peau est épaisse, mais elle a conservé sa mobilité ; au palper on constate un empâtement de la synoviale, très douloureux à la pression. La moindre tentative de mouvement arrache des cris. La malade ne peut marcher qu'appuyée sur deux personnes, elle pose à peine le pied à terre.

Résection du genou le 12 mars. Suites opératoires absolument normales. La malade sort complètement guérie le 29 mai. Elle a été revue plusieurs fois, la guérison se maintient absolue.

Actuellement (en 1906), guérison restée complète ; ankylose dans la rectitude ; résultat fonctionnel excellent.

OBSERVATION XLVI

V. L., âgé de vingt ans. Début de l'affection il y a 6 mois, par augmentation de volume du genou. Le malade est resté couché pendant cinq mois.

A l'examen : le genou gauche est augmenté de volume, globuleux. Epanchement intra-articulaire. Choc rotulien. Synoviale nettement épaissie surtout au niveau des culs-de-sac de réflexion. La jambe est en flexion légère sur la cuisse. Les mouvements provoqués sont faciles, presque indolores. Pas de mouvements de latéralité. Les mouvements spontanés sont difficiles et douloureux. Atrophie du membre. Circonférence du genou gauche malade : 39 cm. ; genou droit : 35 cm.

Résection au début de mars 1906. Sans incident. Appareil plâtré. Suites opératoires normales. Guérison. Ankylose rectiligne. Raccourcissement : 2 cm. 1/2.

OBSERVATION XLVII

Louis H., vingt-deux ans, entre à l'hôpital le 10 janvier 1898. Début de l'affection il y a deux ans par des douleurs dans le genou gauche. Etat général peu satisfaisant. Craquements au sommet gauche.

Le genou est globuleux, distendu par les fongosités. Circonférence genou gauche : 37 cm., droit : 35 cm. Jambe fléchie à angle droit sur la cuisse. Mouvements de latéralité et antéro-postérieurs très nets.

Résection du genou le 14 janvier. Au niveau du plateau externe du tibia, deux séquestres du volume d'une noisette qu'on extirpe à la gouge. Suites opératoires normales. Premier pansement au vingtième jour. Deuxième pansement le 3 mars ; réunion par première intention, le malade est inquiet, agité ; puis apparaissent céphalée, vomissements et le sujet succombe à une méningite le 10 mars.

A l'autopsie : méningite tuberculeuse diffuse. Au sommet du poumon gauche, quelques tubercules en voie de caséification.

L'articulation réséquée a été examinée. Les deux extrémités osseuses sont réunies sur tout leur pourtour par un surtout ligamenteux très épais, extrêmement résistant, notamment à la partie antérieure où il existe un trousseau fibreux épais de plus de 1 cm. Il y a soudure des extrémités réséquées, mais il n'existe pas encore de cal osseux vrai.

OBSERVATION XLVIII

Marie P., vingt-deux ans, entre à l'hôpital le 31 mars 1898. Début de l'affection au niveau du genou droit à l'âge de huit ans. A l'âge de dix ans, l'impotence fonctionnelle était complète. La malade fut alors traitée par l'immobilisation, les révulsifs, etc., amélioration très notable. Depuis un an et demi seulement, le genou augmente de nouveau de volume, en même temps qu'il se produit une attitude vicieuse.

A l'examen : on remarque qu'il existe une subluxation en dehors du tibia sur le fémur avec rotation en dehors. Le condyle interne du fémur forme en dedans une saillie anormale La jambe est fléchie à angle obtus sur la cuisse (140° environ). La flexion est possible jusqu'à un peu moins que l'angle droit, l'extension jusqu'à 160°. Mouvements de latéralité très légers. Le genou droit mesure 35 cm. de circonférence, le genou sain 34 cm. Douleurs vives à la pression, surtout au niveau du condyle interne du fémur et du plateau externe du tibia.

Résection du genou le 5 avril. Lésions tuberculeuses manifestes du condyle interne. Suites opératoires absolument normales. Deux pansements. Réunion par première intention. La malade sort avec un silicate le 8 juin. Revue en octobre.

Actuellement en 1906, la guérison est parfaite depuis huit ans. Ankylose absolue dans la rectitude. La malade exerce la profession de domestique sans aucune gêne et peut accomplir son pénible métier sans fatigue. Le raccourcissement est insignifiant et la boiterie presque nulle.

OBSERVATION XLIX

Émile F., vingt-deux ans, entre à l'hôpital le 26 juin 1899. Pas d'antécédents. L'affection aurait débuté dans le genou droit il y a environ trois ans par des douleurs et de la gêne dans la marche. Depuis le mois d'août dernier, la jambe se fléchit progressivement sur la cuisse et la marche devient impossible.

A l'examen : le genou droit est énorme, il mesure 41 cm. de circonférence, le genou du côté sain mesure seulement 33 cm. La jambe forme avec la cuisse un angle de 120°. Le tibia est à demi-luxé en arrière et en dehors. Il existe deux orifices fistuleux, l'un au niveau de la face externe du genou, l'autre en arrière dans le creux poplité.

Résection du genou le 30 juin. Il existe trois foyers tuberculeux au niveau des condyles du fémur et des plateaux du tibia. Suites opératoires normales. Le malade conserve durant deux mois la gouttière plâtrée. A ce moment, pas trace de consolidation, les douleurs persistent, nouvelles fistules. Amputation de la cuisse au tiers supérieur ; le malade sort complètement guéri le 27 décembre.

Nouvelles en 1906. Guérison restée complète.

Observation L

Angèle D., vingt-trois ans, entre à l'hôpital le 7 octobre 1896. Début de l'affection à l'âge de quatorze mois et la malade a continué à souffrir du genou jusqu'à l'âge de dix-sept ans.

Actuellement, la jambe est fléchie à angle obtus sur la cuisse ; ankylose complète ; pas trace de fistules. Le membre inférieur droit a subi un *arrêt de développement considérable*: il mesure 78 cm. de longueur, le membre inférieur gauche mesure 90 cm. de longueur.

Résection du genou le 15 octobre. On tombe immédiatement du côté interne sur un petit foyer caséeux gros comme une noisette. L'ankylose ostéo-fibreuse est assez facilement rompue. Dans le condyle interne du tibia, cavité creusée au centre du plateau. Les condyles fémoraux sont détruits, érodés dans leur moitié postérieure en contact avec les plateaux du tibia. Résection osseuse cunéiforme pour replacer la jambe dans l'axe de la cuisse. Premier pansement le 5 novembre. Réunion *per primam*. Sort le 6 décembre avec un silicate.

Nouvelles en 1906. La malade nous écrit que la guérison est restée parfaite, le membre est dans la rectitude absolue et la marche est facile.

Observation LI

Henriette V., vingt-quatre ans, entre à l'hôpital le 29 mai 1905. Début il y a environ huit ans. Traitée par l'immobilisation et quelques injections de chlorure de zinc. L'amélioration a été manifeste, puisque la malade a pu travailler sans interruption jusqu'au début de 1905. Quelques douleurs spontanées. A ce moment, apparition d'une saillie fluctuante au niveau du tibia qui augmente progressivement de volume.

A l'examen : on constate que le genou droit est distendu par les fongosités, il mesure 34 cm. de circonférence maxima, le genou du côté sain 31 cm. Abcès froid à la face interne de l'extrémité supérieure du tibia sans connexions apparentes avec l'articulation. Plus de mouvements spontanés, la jambe est dans l'extension complète ; les mouvements provoqués sont impossibles.

Résection du genou droit le 3 juin. Le cartilage articulaire de l'extrémité inférieure du fémur est complètement envahi par les fongosités, il existe des lésions osseuses manifestes. Suites opératoires absolument normales. Le 26 juillet, premier pansement (53e jour).

Réunion *per primam*, la consolidation n'est pas encore complète. La malade sort le 29 juillet avec un silicate.

Actuellement, en 1906 : le résultat est excellent. Elle a enlevé elle-même le silicate en octobre et depuis ce temps marche sans appareil. Ankylose complète du membre dans la rectitude. Pas de gêne ni de fatigue à la marche.

OBSERVATION LII

Hélène B., vingt-cinq ans, entre à l'hôpital le 11 avril 1895. Début de l'affection à l'âge de neuf ans par une chute sur le genou gauche. Pas de guérison malgré un traitement actif. A l'âge de vingt-deux ans, la malade fait une chute nouvelle et depuis ce temps la marche est devenue très pénible. Genou dévié en valgus. Circonférence du genou malade : 36 cm., sain : 34 cm. Mouvements spontanés impossibles, mouvements provoqués douloureux ; mouvements anormaux de latéralité et de glissement.

Résection du genou le 16 avril. Suites opératoires normales. Réunion immédiate. Sort guérie le 23 juin.

Actuellement, en mai 1906, la guérison reste parfaite. Ankylose complète dans la rectitude. Raccourcissement minime ; la malade marche sans aucune gêne et travaille debout toute la journée sans fatigue.

OBSERVATION LIII

Albertine M., vingt-six ans, entre le 16 novembre 1901. Chute sur le genou gauche à l'âge de cinq ans. Phénomènes aigus avec formation d'un abcès. Elimination spontanée de trois esquilles, un an après. Depuis cette époque poussées intermittentes de gonflement douloureux avec fièvre, symptômes généraux. Depuis neuf mois impotence fonctionnelle complète.

A l'examen : genou tuméfié, rouge, douloureux. Saillie anormale du condyle interne qui soulève la peau. Mouvements de latéralité.

Résection du genou le 23 novembre. Lésions des condyles du fémur très marquées. Séquestres multiples au niveau du condyle interne. Suites opératoires normales. Sort guérie le 25 janvier 1902. (Communication Poiteau. *Bull. Soc. Anat. Clin. de Lille*, 1902).

Nouvelles en janvier 1906. Ankylose complète dans la rectitude. Résultat fonctionnel parfait. La marche est très facile, presque sans claudication.

OBSERVATION LIV

Flore B., vingt-huit ans, entre à l'hôpital le 18 juillet 1902. La malade souffre des deux genoux depuis cinq ans. Le genou gauche a toujours été le plus malade. Depuis six mois les douleurs sont devenues plus violentes et depuis trois mois la jeune fille ne peut plus marcher. Le genou est augmenté de volume. Il mesure 45 cm. de circonférence du côté malade et 33 cm. du côté sain. Légère flexion de la jambe sur la cuisse. Douleurs très vives au moindre mouvement. Pas de mouvements de latéralité apparents.

Résection du genou le 23 juillet 1902. Condyles du fémur et du tibia érodés, creusés de cavités renfermant une matière caséeuse avec liquide puriforme. Lésions surtout accentuées du côté interne. Suites opératoires : Érysipèle de la plaie. Sort le 19 octobre 1902. Revue en décembre. Résultat opératoire bon.

Actuellement, en janvier 1906. Guérison complète du membre opéré. Ankylose dans la rectitude absolue. Résultat fonctionnel moyen, à cause de la tumeur blanche du genou droit en voie de guérison, à l'heure actuelle, par ankylose.

OBSERVATION LV

Léontine T., vingt-huit ans, entre à l'hôpital le 24 août 1899. Début de l'affection à l'âge de dix ans. Douleurs et augmentation de volume du genou droit.

Résection du genou fin août; sort le 10 décembre 1899 ; presque consolidée. La malade a été revue en mars et juillet 1900 (Obs. manque).

Actuellement, en janvier 1906, la malade est restée complètement guérie. Résultat excellent. Ankylose dans la rectitude. La malade marche sans difficulté aucune et sans ressentir jamais aucune fatigue, elle peut se livrer aux travaux les plus pénibles du ménage.

OBSERVATION LVI

Florimond W., vingt-huit ans, souffre du genou droit depuis huit ans. Formation d'un abcès avec fistule en septembre 1904. Depuis janvier 1905, état général mauvais, phénomènes fébriles. Examen le 12 mars 1905. Genou énorme. Flexion de la jambe à angle aigu (70°) sur la cuisse. Pas de mouvements.

Résection le 17 mars 1905. Au niveau du tibia, séquestre en grelot du volume d'une noisette. Premier pansement le 5 mai. Consolidation complète le 1er juin. Application d'un silicate. Guérison.

En 1906, formation de trois abcès qui guérissent rapidement. Résultat fonctionnel excellent. Ankylose dans la rectitude. Raccourcissement : 4 cm. Le malade se sert de son membre sans fatigue.

Observation LVII

Louise Q., vingt-neuf ans, entre à l'hôpital le 8 mars 1900. Rien dans les antécédents. Début de l'affection il y a quatre ans par une douleur brusque dans le genou. Il reste ensuite une certaine gêne des mouvements, du gonflement et de la raideur du genou. Il y a six mois, après une marche fatigante les douleurs et le gonflement reparaissent et n'ont plus disparu.

Jambe légèrement fléchie sur la cuisse. Culs-de-sac articulaires distendus. Points douloureux surtout au niveau du condyle interne et de la tubérosité interne du tibia. Mouvements spontanés impossibles. Pas de mouvements anormaux.

Résection du genou le 13 mars. Suites opératoires normales. Premier pansement le 5 avril. La malade sort le 13 mai avec un silicate. Consolidation presque complète. Revue en juillet guérie.

Nouvelles en 1906. La malade qui était complètement guérie depuis son opération, avec un résultat excellent, est morte en octobre 1903, d'une affection inconnue.

Observation LVIII

A. L., vient consulter M. le professeur Duret en décembre 1892. L'affection date de trois mois. Les douleurs spontanées sont peu vives, elles s'exagèrent surtout par la marche et l'exercice. Le traitement prescrit à ce moment n'est pas suivi.

Le malade revient en février 1893. Le genou est considérablement augmenté de volume. Les culs-de-sac sont distendus par des fongosités. Légers mouvements de latéralité et mouvements anormaux dans la flexion et l'extension. Douleurs spontanées très vives ; le malade marche avec peine, la jambe fléchie et le corps penché en avant.

La résection du genou est proposée vu l'énorme volume du genou, la persistance des douleurs et l'altération de l'état général. Elle est faite le 15 février 1893. Pas de lésions osseuses apparentes. Suites opératoires normales ; au bout de trois semaines, le pansement est enlevé ainsi que les drains. Au bout de six semaines, réunion complète. Le malade se levait ayant la jambe dans un appareil silicaté.

Le malade a été revu à diverses reprises ; le résultat est excellent ; il ne souffre plus, marche avec facilité, sans fatigue et accomplit sans peine des fonctions très pénibles (Thèse Schotte. Ohs. I. Paris 1900).

OBSERVATION LIX

Gustave L., trente et un ans, mineur, entre à l'hôpital en mai 1902. Début de l'affection en décembre 1901. Antécédents personnels : fracture de la cuisse gauche en 1895. Cal volumineux. Pas de traumatisme.

A l'examen : le genou droit mesure 40 cm. de circonférence, le genou gauche : 35 cm. Hypertrophie surtout du condyle interne du tibia : 14 cm., du côté sain : 10 cm. Résistance manifeste au niveau des culs-de-sac. Membre inférieur droit en légère flexion, décrit une courbe à concavité interne. Quelques craquements. La mobilité latérale est très accentuée, ainsi que la mobilité antéro-postérieure.

Résection du genou le 29 mai 1902. Lésions osseuses très accentuées, on nettoie à la gouge le fond d'une excavation qui, creusée dans le plateau interne du tibia, n'a pas été enlevée complètement. Suites opératoires bonnes. Appareil plâtré durant 45 jours, replacé à nouveau pour le remplacer trois semaines après par un silicate. Le malade sort en fin juillet. Revient en octobre. Résultat fonctionnel parfait. Guérison par ankylose avec légère courbure à concavité interne. (Communic. d'Halluin. Bullet. Soc. An. Clin. Lille 1902).

Nouvelles en 1906. Le malade, retourné chez lui, est mort en 1903 d'une affection indéterminée.

OBSERVATION LX

Edouard V., trente et un ans, entre à l'hôpital le 30 avril 1901. Début de l'affection à l'âge de cinq ans. Traitement prolongé pendant des années ; ankylose incomplète du membre. Rechute en décembre 1900 avec douleurs lancinantes et formation d'un abcès en février 1901.

A l'examen : le genou est encore légèrement mobile ; ankylose incomplète. Subluxation du tibia en arrière avec flexion au voisinage de l'angle droit. Hypertrophie manifeste du condyle interne. Fistules multiples au niveau de l'interligne articulaire. Atrophie notable de la jambe et de la cuisse, 7 cm. de différence dans la circonférence.

Résection du genou le 6 mai. Lésions osseuses profondes surtout au niveau du condyle externe du fémur. Les os sont le siège d'une infiltration tuberculeuse diffuse. La consolidation étant nulle au bout de trois mois et l'état général précaire, on pratique l'amputation de la cuisse. Guérison.

Observation LXI

Marie J., trente-deux ans, entre à l'hôpital le 19 juin 1905. A fait, il y a deux ans, un séjour de trois mois à l'hôpital pour une pleurésie avec épanchement. L'affection du genou droit a débuté à ce moment. Etat général médiocre. Lésions de tuberculose pulmonaire commençante au niveau des deux sommets. A l'examen on constate que le genou est énorme, globuleux ; fluctuation nette. . Circonférence maximum du côté droit : 35 cm, du côté gauche sain, 28 cm. La jambe est en flexion à angle droit sur la cuisse. Douleurs spontanées assez fortes, extrêmement vives à la palpation. Mouvements impossibles.

Résection du genou le 24 juin. Drainage soigné à cause des abcès. Suites opératoires normales. Premier pansement le 25 juillet, réunion immédiate de la plaie, sauf au niveau des drains qu'on retire. Consolidation incomplète. Sort le 3o juillet avec un silicate. En octobre nouveau silicate, l'ankylose n'étant pas obtenue.

Revue en mai 1906. Guérison ; porte encore un appareil silicaté ; résultat fonctionnel bon.

Observation LXII

Mélanie G., trente-deux ans, entre à l'hôpital le 13 février 1903. Début de l'affection il y a plusieurs années. En novembre 1902, poussée aiguë douloureuse avec formation d'abcès et de fistules.

Examen : Jambe en valgus très prononcé. Malléole interne du côté droit située à 17 cm. du plan médian. Genou volumineux et très douloureux.

Résection le 26 février. Suites opératoires mouvementées : suppuration. Sort guérie le 3o juin avec un silicaté. Revue en septembre.

En 1906, le résultat reste excellent. Ankylose complète dans la rectitude. La malade marche sans trop de fatigue.

Observation LXIII

Henri R., trente-trois ans, entre à l'hôpital le 21 janvier 1899. Début de l'affection il y a seize mois. Soigné par liniments, révulsifs, vésicatoires, etc , sans résultat.

A l'examen : tumeur blanche du genou gauche sans particularités.

Résection du genou le 21 janvier 1899. Suites opératoires normales. Le malade sort guéri le 23 mars avec un silicate.

Actuellement, en janvier 1906, résultat parfait. Ankylose complète dans la rectitude absolue. Le malade, qui a repris son métier de typographe, peut travailler debout du matin au soir sans la moindre gêne et sans fatigue. Il fait même une heure de route tous les jours pour se rendre à son travail.

OBSERVATION LXIV

Fortuné D., trente-quatre ans, entre à l'hôpital pour la première fois en mai 1900 pour une hémarthrose du genou gauche consécutive à une chute. Sort le 3 juin, non guéri. Deuxième séjour en décembre 1900 jusqu'en mars 1901. Hydarthrose chronique. Rentre en décembre 1901.

Le genou gauche est déformé, mesure 38 cm. de circonférence, le genou droit seulement 32 cm. Hypertrophie manifeste des condyles fémoraux et tibiaux. Choc rotulien net. Mouvements de latéralité surtout du côté interne. Sensation de crépitation amidonnée, mouvements douloureux.

Opération le 4 janvier 1902. Altérations manifestes des cartilages articulaires. Ligament latéral interne et ligament croisé antérieur rompus. Au niveau de la partie postérieure du condyle interne du tibia, fracture du rebord de ce condyle, formant un fragment de 4 cm de long sur 1 cm. de large ayant conservé toute sa mobilité. 2 corps étrangers intra-articulaires flottants.

Résection suivant les règles ordinaires. Premier pansement le 21 février. Réunion immédiate. Consolidation encore incomplète. Sort guéri le 15 avril 1902.

Nouvelles en 1906. La guérison est restée complète. Ankylose complète dans la rectitude. Le malade exerce la pénible profession de marchand ambulant et se sert de son membre sans fatigue.

OBSERVATION LXV

Héloïse D., trente-sept ans, entre à l'hôpital le 5 mars 1901. Poussée de rhumatisme infectieux généralisé il y a un an. Douleurs et déformations persistent au niveau de la main droite et du genou droit. Depuis six mois, flexion progressive de la jambe sur la cuisse jusqu'à angle aigu (70°); ankylose incomplète; genou déformé; pas trace d'abcès.

Résection orthopédique le 20 mars. On replace le membre dans la rectitude. Sort le 22 mai avec un silicate. Guérison complète en juillet.

En 1906, guérison complète, ankylose dans la rectitude, la malade se sert de son membre sans la moindre fatigue et peut se livrer aux travaux les plus pénibles.

OBSERVATION LXVI

Louis N., trente-sept ans, ouvrier agricole, entre à l'hôpital le 2 juin 1903. Début de l'affection il y a un an. Douleurs extrêmement vives au niveau du genou gauche. Diagnostic : ostéo-arthrite tuberculeuse.

Résection le 6 juin 1903. Suites opératoires absolument normales. Après un seul pansement et l'application d'une botte silicatée, le malade quitte l'hôpital le 3 août. La soudure osseuse est à ce point rapidement obtenue que dès le mois de septembre le malade peut se passer d'appareil. Résultat immédiat parfait. (Communic. Delépine. Bullet. Soc. An. Clin. de Lille, 1904).

En 1906, résultat excellent. Ankylose complète dans la rectitude. Plus de douleurs depuis l'opération, le malade peut se livrer sans difficulté aux travaux agricoles les plus pénibles.

OBSERVATION LXVII

Marie L., trente-sept ans, entre à l'hôpital le 20 juin 1905. Début de l'affection en janvier 1905. Premier séjour à l'hôpital du 25 février au 9 avril, on applique appareil silicaté après ignipuncture. Genou droit très volumineux, sensation de fluctuation au palper. Douleurs très vives à la pression au niveau des extrémités osseuses. Mouvements impossibles. Diagnostic : ostéo-arthrite tuberculeuse suppurée.

Résection du genou le 29 juin. Abcès périarticulaire s'étendant jusqu'à la partie moyenne de la face postérieure de la jambe, un autre contourne le condyle interne sur sa face postérieure. Débridements multiples avec drainage de tous les foyers purulents après grattage.

Schock opératoire très prononcé. Premier pansement le 29 juillet.
On retire les drains. Appareil silicaté.

Revue en octobre. Guérison. Consolidation obtenue en flexion
très légère (3 à 4°). Raccourcissement : 3 centimètres. La malade
sort sans appareil.

21 décembre. Légère mobilité antéro-postérieure et latérale.
Nouveau silicate.

Mars 1906. Guérison complète. Ankylose dans la rectitude.
Résultat fonctionnel excellent.

OBSERVATION LXVIII

Oscar P., trente-huit ans, entre à l'hôpital le 5 novembre 1895.
Début de l'affection en 1885 par une entorse du genou suivie d'hydarthrose à répétition. Depuis deux ans le genou reste augmenté de
volume d'une façon permanente. L'impotence fonctionnelle est
actuellement presque complète.

A l'examen : hypertrophie des condyles du fémur et du tibia surtout
à la partie interne. A ce niveau existe un point douloureux très net.
Circonférence maxima du genou gauche : 36 cm. ; droit : 32 cm.
Mouvements très limités.

Résection du genou le 16 novembre. Suites opératoires normales.
Sort guéri le 6 janvier avec un silicate.

En 1906, le malade nous écrit que la guérison est restée parfaite
depuis dix ans, le membre est ankylosé dans la rectitude. Résultat
fonctionnel excellent.

OBSERVATION LXIX

Louise R., âgée de trente-huit ans, entre à l'hôpital le 25 janvier
1904. Début en 1902 par douleurs dans le genou gauche qui augmente progressivement de volume.

A l'examen : l'articulation est distendue par les fongosités ; l'extrémité inférieure du fémur paraît augmentée de volume. Mouvements de flexion douloureux et ne dépassant pas 45°. En somme :
ostéo-arthrite tuberculeuse. Cicatrice d'abcès froid au niveau du
mollet droit. A l'auscultation, induration des deux sommets.

Résection du genou le 10 février. Cartilages articulaires complètement détruits : après résection des extrémités osseuses, on abrase à la gouge deux petits tubercules situés au niveau de la surface de section du tibia. Suites opératoires bonnes : on enlève la gouttière plâtrée le 30 mars, réunion par première intention, consolidation avancée. On applique un silicate et on fait passer la malade dans un service de médecine. Brusquement l'état s'aggrave et la malade succombe le 23 avril, deux mois après l'intervention, par granulie.

OBSERVATION LXX

Jean H., quarante-cinq ans, entre à l'hôpital en mars 1903. Antécédents : Poussées rhumatismales subaiguës. Blennhorragie en 1891. A toujours eu des douleurs dans le genou droit depuis cette époque.

A l'examen : le genou est augmenté de volume. Choc rotulien. circonférence maximum du genou malade 38 cm., genou sain 33 cm. Mouvements spontanés : Flexion à angle droit qui ne peut être exagérée. Extension incomplète. Pas de mouvements de latéralité. La marche est pénible mais encore possible.

Résection le 1er avril 1903. L'articulation contient environ 50 cc³. de liquide jaune citrin. Synoviale mamelonnée, hérissée de petites saillies recouvertes elles-mêmes par des lamelles fibrineuses. Lésions osseuses peu marquées. L'examen microscopique des granulations trouvées sur la synoviale a montré l'existence de tubercules spécifiques assez nombreux pour prouver la nature tuberculeuse de l'affection. (Commun. Decouvelaere. Bull. Soc. Anat. Clin. de Lille, 1903). Suites opératoires normales ; sort guéri le 9 juin avec un silicate.

Nouvelles en 1906. Le malade nous écrit que le membre inférieur est ankylosé dans la rectitude ; les douleurs ont disparu et la marche est facile, sauf en cas de trop grande fatigue.

OBSERVATION LXXI

Julien B., quarante-cinq ans, entre à l'hôpital le 11 septembre 1905. Chute sur le genou droit le 16 août dernier. Douleurs extrêmement vives à la pression et au moindre mouvement. Le genou est énorme, globuleux 4 cm. de différence avec le côté opposé ; la jambe est en flexion légère sur la cuisse. Gouttière plâtrée après ignipuncture. Aucune amélioration.

Résection du genou le 17 octobre Les fongosités ont envahi toute la surface interne de la synoviale, pas de lésions osseuses apparentes. Forme synoviale. Suites opératoires normales. Premier pansement le soixantième jour. Réunion par première intention. Consolidation encore imparfaite. Silicate.

En mai 1906, consolidation complète. Raccourcissement: 3 cm. Résultat fonctionnel bon. Ankylose rectiligne.

OBSERVATION LXXII

Émile L., quarante-neuf ans, entre à l'hôpital le 1er mai 1901. Début de l'affection il y a quatre ans par des douleurs et augmentation de volume du genou droit. Formation d'un trajet fistuleux en décembre 1900.

A l'examen : on remarque qu'il existe une subluxation du tibia en arrière avec rotation en dehors de cet os. Jambe légèrement fléchie. Il s'écoule par la fistule située au niveau du condyle interne une grande quantité de pus. Mouvements spontanés et provoqués impossibles à cause de la douleur. Raccourcissement apparent de 5 cm.

Résection du genou le 7 mai. Lésions osseuses très étendues qui obligent à réséquer presque la moitié de hauteur des condyles. Curage et extirpation des trajets fistuleux qui remontent très haut vers la cuisse. Drainage postérieur. Appareil plâtré. Le malade meurt le 20 juillet 1901 : nous n'avons pas trouvé signalée la cause du décès.

OBSERVATION LXXIII

Sophie F., cinquante ans, entre le 17 juin 1899. Début de l'affection il y a un an par des douleurs dans le genou droit. Diagnostic : ostéo-arthrite tuberculeuse suppurée.

Résection du genou le 22 juin. Sort le 6 août avec un appareil silicaté. Revue en novembre; il reste encore deux fistules donnant lieu à un écoulement de pus peu abondant. Nouveau silicate. Revue en mars 1900, guérie.

En 1906 : ankylose dans la rectitude maintenue depuis sept ans, cependant le résultat est imparfait, car la malade nous écrit qu'elle a eu à diverses reprises des abcès et des fistules et que la marche, tout en étant assez facile, devient vite fatigante.

OBSERVATION LXXIV

Clémence B., cinquante-trois ans, entre à l'hôpital le 4 mai 1898. Chute sur le genou droit à l'âge de dix ans. Traitement par immobilisation et révulsion pendant dix-huit mois. Guérison. La malade reste trente-cinq ans sans souffrir. Il y a cinq ans, chute nouvelle sur le genou droit qui augmente progressivement de volume. L'impotence fonctionnelle est presque complète depuis cinq mois.

A l'examen : on constate que le genou droit mesure 36 cm. 1/2 dans sa circonférence maxima, le genou gauche 33 cm. seulement. Le membre est dans la rectitude. Mouvements spontanés et provoqués presque impossibles. Douleur à la pression au niveau des condyles fémoraux et des plateaux du tibia qui sont hypertrophiés.

Résection du genou droit le 7 mai 1898. Suites normales. La malade sort guérie le 8 juillet.

Actuellement en 1906, la guérison est restée complète. Résultat excellent. Ankylose du genou. La jambe et la cuisse décrivent dans leur ensemble une très légère courbe à concavité antérieure. La marche est facile.

OBSERVATION LXXV

Marie D., cinquante-quatre ans, a été opérée dans le service il y a neuf ans pour une tumeur blanche du coude. Elle revient aujourd'hui pour une tumeur blanche déjà ancienne du genou droit. L'état général est bon. L'articulation malade est tuméfiée, assez douloureuse ; elle a une circonférence supérieure de 9 cm. à celle du genou gauche.

Résection du genou le 23 avril 1903. Suites opératoires parfaites. L'appareil plâtré est laissé en place avec le premier pansement jusqu'au 13 juin. Ce jour-là, on constate que la réunion cutanée est complète, la réunion osseuse déjà avancée et quinze jours après, la malade sort de l'hôpital. Nous l'avons revue au mois de novembre, le résultat est excellent, on lui conseille de porter encore quelque temps un silicate. (Commun. Delépine. Bull. Soc. Anat. Clin. de Lille, 1904).

Nouvelles en 1906. Guérison maintenue. Ankylose dans la rectitude.

N⁰ˢ	NOMS	AGE	NATURE DE L'AFFECTION	RÉSULTATS IMMÉDIATS	TEMPS écoulé depuis l'intervention	RÉSULTATS ÉLOIGNÉS
1	Hélène C.	2 ans	Ostéo-arthrite. Déviation en valgus.	Guérison	9 ans	Ankylose rectiligne. Raccourcissement: 13 cent. 5o.
2	Désiré R.	2 ans 1/2	Ostéo-arthrite suppurée	Mort		Mort. Schock opératoire.
3	Marcel D.	4 ans	Ostéo-arthrite suppurée	Guérison	8 ans	Ankylose rectiligne. Raccourcissement: 3 centimètres.
	Abel D.	4 ans	Ostéo-arthrite suppurée	Guérison	8 ans	Ankylose en flexion légère (160°). Raccourcissement: 4 centimètres.
	Louis C.	4 ans 1/2	Ostéo-arthrite ancienne			Mort 2 mois après. Cause non signalée.
4	Blanche D.	5 ans	Ostéo-arthrite suppurée	Guérison	9 ans	Ankylose en flexion légère (170°).
	François C.	6 ans	Ostéo-arthrite suppurée	Guérison	11 ans	Déviation en flexion. 2ᵐᵉ résection. Ankylose rectiligne.
	Octave V.	6 ans	Ostéo-arthrite suppurée	Guérison	10 ans	Sans nouvelles depuis.
5	Berthe D.	6 ans	Ankylose à angle droit	Guérison	10 ans	Sans nouvelles depuis.
6	Gaston D.	6 ans	Tumeur blanche ancienne	Guérison	8 ans	Ankylose en flexion à peine indiquée. Raccourcissement: 3 cent. 1/2.
7	Christophe L.	6 ans	Ostéo-arthrite suppurée	Guérison	8 ans	Ankylose en flexion (150°). Raccourcissement : 20 centimètres.
8	Noémi S.	6 ans	Lésions osseuses prononcées	Guérison	6 ans	Ankylose rectiligne. Raccourcissement: 3 centimètres.
	Henri D.	6 ans 1/2	Tumeur blanche ancienne	Guérison	9 ans	Sans nouvelles depuis.
9	Gaston B.	7 ans	Tumeur blanche depuis 4 ans	Guérison	11 ans	Ankylose en flexion (175°). Raccourcissement: 2 centimètres.
10	Edmond F.	7 ans	Lésions osseuses nettes	Guérison	10 ans	Ankylose en… Résultat excellent.
11	Paul B.	7 ans	Ostéo-arthrite suppurée	Guérison	4 ans	Mort accidentelle en 1902. Guérison maintenue.
12	Léonie L.	7 ans 1/2	Ostéo-arthrite suppurée	Guérison	8 ans	Ankylose en flexion (90°). Raccourcissement réel : 5 centimètres.
13	Fernande W.	7 ans	Ostéo-arthrite suppurée	Guérison	1 an	Ankylose en flexion (170°). Raccourcissement : 3 cent. 1/2.
	Anne B.	7 ans 1/2	Ankylose en position vicieuse	Guérison	11 ans	Ankylose rectiligne. Résultat excellent.
14	Angèle R.	8 ans	Ostéo-arthrite suppurée	Guérison	13 ans	Ankylose rectiligne. Raccourcissement : 5 centimètres.
15	Léon D.	8 ans	Lésions osseuses très marquées	Guérison	9 ans	Ankylose en flexion (160°). Raccourcissement apparent : 7 centimètres.
16	Gustave V.	8 ans 1/2	Synovite purulente aiguë	Guérison	14 ans	Ankylose rectiligne. Résultat excellent.
	Maurice P.	9 ans	Ostéo-arthrite suppurée	Guérison	12 ans	Ankylose en flexion (150°). Raccourcissement réel : 7 centimètres.
17	Alfred G.	9 ans	Lésions osseuses peu prononcées	Guérison	8 ans	Ankylose rectiligne. Raccourcissement : 5 centimètres.
18	Désiré D.	9 ans	Ostéo-arthrite suppurée	Guérison	6 mois	Ankylose rectiligne. Résultat médiocre.
	Florentine H.	10 ans	Ankylose à angle droit	Guérison	13 ans	Ankylose en flexion (3 à 4°). Résultat superbe.
19	Béatrix B.	10 ans	Ankylose en flexion (45°)	Guérison	11 ans	Ankylose rectiligne. Raccourcissement : 3 centimètres.
20	Joséphine O.	10 ans	Ostéo-arthrite datant de 6 ans	Guérison	6 ans	Ankylose en flexion très légère (3 à 4°).
21	Madeleine D.	10 ans	Flexion à angle droit	Guérison	13 ans	Ankylose dans la rectitude. Raccourcissement : 3 centimètres.
	Gaston D.	11 ans	Ostéo-arthrite suppurée	Guérison		Mort. Date et affection inconnues.
22	Céline D.	11 ans	Ankylose en flexion	Guérison	10 ans	Flexion à angle droit. 2ᵉ résection. Ankylose rectiligne. Raccourcissement: 3 cent. 1/2.
23	Georges V.	11 ans	Ostéo-arthrite suppurée	Guérison	10 ans	Ankylose en flexion à angle droit. Résultat médiocre.

Nᵒˢ	NOMS	AGE	NATURE DE L'AFFECTION	RÉSULTAT IMMÉDIAT	TEMPS écoulé depuis l'intervention	RÉSULTATS ÉLOIGNÉS
	Hector C.	11 ans 1/2	Tumeur blanche datant de 4 ans	Guérison	13 ans	Ankylose en flexion (120°). Résultat fonctionnel médiocre.
	Laurent L.	12 ans	Ostéo-arthrite suppurée	Guérison	12 ans	Ankylose en flexion légère (160°). Résultat fonctionnel bon.
24	Marie D.	12 ans	Ostéo-arthrite suppurée	Guérison	3 ans	Ankylose rectiligne. Résultat excellent.
	Henri P.	13 ans	Ankylose à angle droit	Récidive	10 ans	Amputation secondaire de la cuisse. Décès il y a un an (Tuberc. pulmonaire).
25	Léontine D.	13 ans	Tumeur blanche des deux genoux	Résection genou gauche	8 ans	Ankylose rectiligne a gauche. Ankylose en flexion à angle droit, à droite.
	Marguerite M.	14 ans	Tumeur blanche datant de 6 ans	Guérison	14 ans	Ankylose dans la rectitude. Résultat excell.
26	Marie L.	14 ans	Luxation complète du tibia en arrière	Guérison	9 ans	Ankylose rectiligne. Raccourcissement : 3 cent. 1/2 environ.
27	Ludivine D.	14 ans	Ankylose en flexion à angle droit	Guérison	9 ans	Ankylose rectiligne. Raccourcissement réel avant l'opération : 10 centimètres.
28	Edouard H.	15 ans	Ostéo-arthrite suppurée. Fistules	Guérison	13 ans	Ankylose. Raccourcissement : 3 centimètres. Résultat excellent.
29	Gustave V.	15 ans	Tumeur blanche suppurée datant de 7 ans	Guérison	10 ans	Ankylose rectiligne. Résultat excellent.
30	Elie D.	15 ans	Lésions osseuses considérables	Guérison	9 ans	Ankylose en flexion de 5 à 6°. Résultat excellent.
31	Désiré M.	15 ans	Ankylose en flexion	Guérison	8 ans	Ankylose rectiligne. Résultat excellent.
	Emile H.	15 ans	Ostéo-arthrite tuberculeuse ancienne	Guérison	7 ans	Ankylose dans la rectitude. Résultat excell.
32	Louise H.	15 ans	Lésions osseuses minimes	Guérison	6 ans	Ankylose rectiligne. Résultat excellent.
33	Reine V.	15 ans	Tumeur blanche datant de 3 ans	Guérison	6 ans	Sans nouvelles depuis.
34	[illegible]	[illegible]	[illegible]ge de 3 ans	Résection en 1896	[illegible] ans	[illegible]n[kyl]ose en [fl]exion [illegible]tion. Ankylose rectiligne.
35	Camille D.	15 ans	Forme synoviale	Guérison	1 an	Ankylose rectiligne. Raccourcissement : 1 centimètre.
	Arthur D.	16 ans	Ostéo-arthrite suppurée	Guérison	14 ans	Ankylose rectiligne. Resté guéri.
	Erminie C.	16 ans	Tumeur blanche ancienne	Amputation cuisse	13 ans	Guérie. Décédée à une date indéterminée.
36	Jean G.	16 ans	Ankylose incomplète en flexion	Guérison	10 ans	Ankylose dans la rectitude. Résultat excell.
37	Marie V.	17 ans	Lésions osseuses nettes	Guérison	5 ans	Ankylose rectiligne. Résultat excellent.
38	Marie T.	17 ans	Ankylose à angle droit	Guérison	3 ans	Ankylose rectiligne. Résultat excellent.
39	Alvirie B.	18 ans	Ankylose en flexion (130°)	Guérison	13 ans	Ankylose rectiligne. Résultat excellent.
40	Jérôme A.	18 ans	Lésions osseuses nettes	Guérison	3 ans	Genou resté guéri. Mort en 1900. Affection aiguë.
41	Flore F.	18 ans	Ostéo-arthrite suppurée	Guérison	2 ans	Genou resté guéri. Mort en 1902 de tub. pulmonaire.
42	Anna B.	19 ans	Lésions osseuses multiples	Guérison	10 ans	Sans nouvelles depuis.
	Elodie B.	19 ans	Ostéo-arthrite suppurée	Guérison	5 ans	Guérison du genou. Décès en 1902.
43	Eléonore P.	19 ans 1/2	Résection en 1899	Récidive	7 ans	Amput. de cuisse en mars 1901. Guérison.
	Henri B.	19 ans 1/2	Tumeur blanche ancienne	Guérison	12 ans	Sans nouvelles depuis.
44	Marie L.	20 ans	Lésions osseuses nettes	Guérison	10 ans	Ankylose rectiligne. Raccourcissement : 2 centimètres.
	Florent H.	20 ans	Ostéo-arthrite ancienne	Guérison	12 ans	Ankylose dans la rectitude. Raccourcissement : 2 centimètres.
45	Rosina L.	20 ans	Arthrite fongueuse	Guérison	8 ans	Ankylose rectiligne. Résultat excellent.
46	Victor L.	20 ans	Lésions osseuses minimes	Guérison	4 mois	Ankylose rectiligne. Résultat excellent.

Nos	NOM	AGE	NATURE DE L'AFFECTION	RÉSULTAT IMMÉDIAT	TEMPS écoulé depuis l'intervention	RÉSULTATS ÉLOIGNÉS
	Marguerite D.	21 ans	Ankylose en flexion	Guérison	10 ans	Sans nouvelles.
	Victorine D.	22 ans	Tum. blanche depuis 10 ans	Guérison	14 ans	Résultat excellent. Ankylose rectiligne.
47	Louis H.	22 ans	Lésions osseuses prononcées			Décès 2 mois après. Méningite tubercul.
48	Marie P.	22 ans	Tum. blanche depuis 14 ans	Guérison	8 ans	Résultat excelleut. Ankylose rectiligne.
49	Emile F.	22 ans	Ostéo-arthrite suppurée	Amp. de cuisse	7 ans	Guérison.
50	Angèle D.	23 ans	Ankylose en flexion	Guérison	10 ans	Résultat excellent.
	Martial C.	23 ans	Tumeur blanche ancienne	Guérison	10 ans	Sans nouvelles.
	Marie D.	24 ans	Arthrite tuberculeuse	Guérison	12 ans	Sans nouvelles.
	Aristide B.	24 ans	Ostéo-arthrite suppurée	Guérison	1 an	Décédé 1 an après. Tubercul. généralisée.
	Joseph G.	24 ans	Forme synoviale	Guérison	1 an	Décédé 1 an après l'opération.
51	Henriette V.	24 ans	Ostéo-arthrite suppurée	Guérison	1 an	Résultat excellent. Ankylose rectiligne.
52	Hélène B.	25 ans	Tum. blanche depuis 16 ans	Guérison	11 ans	Résultat excelleut.
53	Albertine M.	26 ans	Ostéo myélite chronique	Guérison	5 ans	Résultat excellent.
54	Flore B.	26 ans	Tum. bl. des deux genoux	Guérison	4 ans	Guérison maintenue.
	Coralie L.	27 ans	Ostéo-arthrite	Guérison	14 ans	Résultat excellent. Ankylose rectiligne.
	Alphonsine D.	27 ans	Ostéo-arthrite suppurée	Guérison	11 ans	Résultat excellent. Ankylose rectiligne.
55	Léontine T.	28 ans	Tum. blanche depuis 18 ans	Guérison	7 ans	Résultat très bon. Ankylose rectiligne.
56	Florimond W.	28 ans	Ostéo-arthrite suppurée	Guérison	1 an	Résultat excellent. Ankylose rectiligne.
	Joseph L.	29 ans	Tum. bl. datant de 20 mois	Guérison	11 ans	Résultat très bon. Ankylose rectiligne.
57	Louise Q.	29 ans	Ostéo-arth. datant de 4 ans	Guérison	3 ans	Décédée 3 ans après. Guérison maintenue.
58	A. L.	30 ans	Arthrite tuberculeuse	Guérison	13 ans	Résultat excellent.
59	Gustave L.	31 ans	Ostéo-arthrite chronique	Guérison	1 an	Décédé 1 an après l'opération.
60	Edouard V.	31 ans	Ostéo-arthrite suppurée	Amp. de cuisse	5 ans	Guéri.
61	Marie J.	32 ans	Ostéo-arthrite suppurée	Guérison	1 an	Résultat bon. Tubercul. pulmon. au début.
62	Mélanie G.	32 ans	Ostéo-arthrite suppurée	Guérison	3 ans	Guérison complète. Résultat très bon.
63	Henri R.	33 ans	Tumeur blanche	Guérison	7 uns	Résultat excellent. Ankylose rectiligne.
64	Fortuné D.	34 ans	Ostéo-arthrite déformante	Guérison	4 ans	Résultat très bon.
	Alphonsine L.	36 ans	Ostéo-arthrite suppurée	Amp. de cuisse	13 ans	Guérison opératoire. Sans nouvelles.
	François D.	37 ans	Tumeur blanche ancienne	Guérison	4 ans	Décédé 4 ans après. Mal de Pott.
65	Héloïse D.	37 ans	Ankylose en flexion	Guérison	5 ans	Résultat excellent.
66	Louis N.	37 ans	Ostéo-arthrite	Guérison	3 ans	Résultat très bon.
67	Marie L.	37 ans	Ostéo-arthrite suppurée	Guérison	1 an	Résultat excellent.
68	Oscar P.	38 ans	Ostéo-arthrite ancienne	Guérison	10 ans	Résultat excellent.
69	Louise R.	38 ans	Lésions très avancées		2 mois	Décédée 2 mois après. Granulie.
	Flore C.	39 ans	Ankylose en flexion	Guérison	6 mois	Décédée 6 mois après. Typhus.
	César P.	41 ans	Arthrite tuberculeuse	Guérison	7 ans	Décédé à une date inconnue.
70	Jean H.	45 ans	Forme synoviale	Guérison	3 ans	Résultat bon.
71	Julien B.	45 ans	Forme synoviale	Guérison	7 mois	Résultat très bon.
	François D.	48 ans	Ostéo-arthrite	Guérison	2 ans	Résultat excellent. Ankylose rectiligne.
72	Emile L.	49 ans	Ostéo-arthrite suppurée		3 mois	Décédé 3 mois après l'opérat. Sans détails.
73	Sophie F.	50 ans	Ostéo-arthrite suppurée	Guérison	7 ans	Résultat moyen. Ankylose rectiligne.
74	Clémence B.	53 ans	Tumeur blanche ancienne	Guérison	8 ans	Résultat excellent.
75	Marie D.	54 ans	Ostéo-arthrite ancienne	Guérison	3 ans	Résultat excellent.

CHAPITRE QUATRIÈME

RÉSECTION DU GENOU CHEZ L'ENFANT

Au point de vue théorique, la résection typique du genou constitue une opération des plus satisfaisantes. Elle permet l'ouverture large de l'article, l'exploration et le nettoyage de la cavité articulaire, la recherche et la suppression des lésions osseuses, enfin la coaptation de deux surfaces osseuses saines en vue d'obtenir une ankylose en bonne position.

A l'heure actuelle, après une période d'engouement, cette opération est tombée, au moins chez l'enfant, dans un tel discrédit que presque tous les auteurs sont d'accord pour la proscrire systématiquement du nombre des procédés à mettre en œuvre contre la tuberculose articulaire du genou.

La raison en est dans la méconnaissance et l'oubli d'un élément capital d'où découlent toutes les indications et les contre-indications des divers procédés de thérapeutique chirurgicale dans les affections du genou chez l'enfant. Nous voulons parler de la présence, au niveau des extrémités articulaires, des cartilages de conjugaison dont le rôle dans l'accroissement des membres est bien connu depuis les remarquables travaux d'Ollier et a été confirmé

par les résultats cliniques d'une manière si péremptoire
que leur importance capitale est maintenant universelle-
ment admise.   .

1° Rôle des cartilages de conjugaison et conséquences de leur suppression dans la résection typique du genou.

Il existe, au niveau de chaque épiphyse des os longs, un
cartilage de conjugaison qui contribue pour sa part à
l'accroissement du membre.

Le siège de ces cartilages, leur disposition et leur
importance ne sont pas les mêmes pour chaque membre
et certains de ces cartilages prennent une part beaucoup
plus active que d'autres au développement de l'os. Ainsi,
au niveau du membre supérieur, les épiphyses les plus
fertiles et par conséquent les plus importantes sont celles
de l'extrémité supérieure de l'humérus et celles de l'extrémité inférieure du radius et du cubitus ; leur suppression
entraîne un arrêt de développement considérable du
membre, tandis que le rôle des cartilages de conjugaison
situés au niveau des épiphyses qui constituent les extrémités articulaires du coude est beaucoup moindre et leur
suppression, même totale, n'a qu'une importance relative.

S'il en était de même au membre inférieur on pourrait,
comme au coude, réséquer les extrémités articulaires du
genou sans avoir à craindre un arrêt de développement du
membre. Or la disposition des épiphyses fertiles principales
au niveau du membre inférieur est exactement l'inverse de
celle du membre supérieur. Ce sont les cartilages de
conjugaison situés au niveau de l'extrémité inférieure du
fémur et de l'extrémité supérieure du tibia qui constituent
les cartilages les plus fertiles du membre inférieur et leur
suppression, dans la résection du genou ultra-épiphysaire,
entraîne un arrêt de développement presque complet du
membre.

C'est pour avoir méconnu l'importance capitale des cartilages de conjugaison dans l'accroissement des membres, qu'après Syme, Pemberton et d'autres, les chirurgiens, surtout anglais et allemands, qui pratiquaient systématiquement chez l'enfant la résection ultra-épiphysaire du genou, purent observer les résultats déplorables au point de vue fonctionnel, dus à l'arrêt d'accroissement en longueur du fémur et du tibia. La théorie de l'accroissement interstitiel des os sur laquelle s'appuyaient les opérateurs, à la suite de Volkmann et Wolff, a disparu devant l'évidence des résultats expérimentaux et des faits cliniques.

En 1888, Hoffa et Dollinger, ainsi que Fowler en 1889, admettaient encore comme licite la résection typique du genou chez l'enfant et voulaient attribuer le raccourcissement à l'action propre de la tumeur blanche et aux troubles de la nutrition du membre consécutifs à cette affection.

Dans certains cas de tumeurs blanches non réséquées, on peut observer, il est vrai, un raccourcissement réel, le plus souvent minime, parfois cependant assez considérable. Dans deux observations que nous relatons (Obs. XXVII et L) le raccourcissement réel, avant toute opération, était de 10 et 12 centimètres.

Mais si ces faits existent, ils n'en sont pas moins absolument exceptionnels et il est impossible, d'une façon générale, d'attribuer à l'atrophie du membre sous l'influence de la tumeur blanche les raccourcissements énormes qu'on observe après la résection du genou. L'arrêt de développement est dû à la suppression du cartilage de conjugaison et non à une autre cause.

La résection du genou, typique, ultra-épiphysaire, c'est-à-dire portant au delà des cartilages de conjugaison, est donc une opération qui donne des résultats fonctionnels déplorables et est formellement contre-indiquée chez l'enfant pendant toute la période de croissance.

Mais la résection du genou chez l'enfant peut être partielle, économique, exécutée de façon à ne pas intéresser les cartilages de conjugaison et à éviter par conséquent l'arrêt du développement du membre. Il s'agit de savoir si la résection intra-épiphysaire du genou chez l'enfant est, elle aussi, absolument contre-indiquée ou bien si elle ne peut pas, dans certaines conditions et faite suivant certaines règles, donner des résultats assez satisfaisants pour indiquer son emploi.

2° Résultats éloignés de la résection intra-épiphysaire du genou. — Raccourcissement et déviations secondaires du membre.

Le résultat cherché dans la résection intra-épiphysaire du genou consiste à obtenir avec la guérison de la lésion un raccourcissement aussi peu considérable que possible, en même temps que l'ankylose du genou dans la rectitude, en bonne position. Nous devons donc examiner les résultats éloignés de cette opération à ce double point de vue.

1° *Le raccourcissement du membre*, même dans les résections économiques, est toujours supérieur à la hauteur d'os enlevé par l'opération et le fait s'explique par des lésions d'irritation ou par une destruction partielle des cartilages de conjugaison. Cependant, comme on pourra le voir dans les 65 cas de résection du genou chez l'enfant que nous avons réunis dans notre statistique, le degré de raccourcissement est très rarement assez considérable pour gêner le bon fonctionnement du membre ankylosé dans la rectitude. Ce n'est pas là d'ailleurs le facteur le plus important au point de vue des résultats éloignés, car les sujets jeunes s'accomodent avec la plus grande facilité d'un raccourcissement allant même jusqu'à 8 et 10 centimètres, aisément compensé par la prothèse ou par certaines attitudes physiologiques. La marche est d'ailleurs plus facile, lorsque le membre ankylosé dans la rectitude a une longueur moindre que celui du côté opposé.

2° *L'ankylose du membre en bonne position*, c'est-à-dire dans la rectitude absolue ou dans une flexion de quelques degrés de la jambe sur la cuisse, constitue un élément beaucoup plus important du résultat définitif. Or, le grand écueil de la résection intra-épiphysaire du genou chez l'enfant consiste précisément dans des *déviations secondaires du membre* le plus souvent en flexion, quelquefois en *varus* ou *valgus* associées ou non à la flexion. La variété *genu recurvatum* est excessivement rare. Ces flexions peuvent se produire pendant toute la période de croissance, elles s'accentuent souvent progressivement jusqu'à atteindre l'angle droit et même au delà.

En réunissant les statistiques de divers auteurs à ce sujet (*L. Championnière, Bœckel, Hoffa, Bruns, Gross, Phocas*) on constate que les résultats concordent. Le membre inférieur est dévié dans 53 o/o des cas au-dessous de dix ans, 3o o/o entre onze et vingt ans, 8 o/o environ des cas au-dessus de vingt ans, par conséquent rectiligne dans 47 o/o environ des cas au-dessous de dix ans, 70 o/o environ des cas entre onze et vingt ans, 92 o/o des cas au-dessus de vingt ans. Ces déviations secondaires sont donc très fréquentes chez les sujets jeunes et leur proportion est d'autant plus grande qu'ils sont moins avancés en âge.

Ces flexions se produisent sous l'influence de causes très nombreuses dont l'étude va nous indiquer les moyens de les prévenir ou de les corriger au moment voulu.

Elles peuvent être dues à ce que la section des os n'a pas été faite absolument transversale, mais un peu oblique, à une application défectueuse de l'appareil d'immobilisation ou à l'indocilité du sujet pendant la période post-opératoire immédiate. Souvent aussi elles tiennent à un enlèvement prématuré de l'appareil de soutien et à une reprise trop rapide de la marche, lorsque le sujet n'est pas suffisamment surveillé et que le cal n'a pas encore obtenu la solidité nécessaire.

Si importantes que soient ces causes, elles ne suffisent pas cependant à expliquer la fréquence et la gravité des flexions post-opératoires et il faut chercher ailleurs l'étiologie principale de ces déviations.

Une des causes les plus importantes consiste dans une *absence de consolidation osseuse vraie*. L'ankylose osseuse est souvent lente à se produire et peut même parfois faire complètement défaut, alors qu'elle semblait exister en réalité. Le plus souvent et très longtemps après l'opération, surtout chez l'enfant, le cal reste simplement fibreux et cette lenteur de la consolidation osseuse tient à diverses conditions: présence au niveau des épiphyses, après section des os, d'un tissu osseux spongieux dégénéré, atteint de lésions médullaires spécifiques ou non, qui ne possède qu'une très faible vitalité ; absence complète de formation d'un cal périphérique puisqu'au niveau des épiphyses l'os est entouré d'une couche cartilagineuse épaisse souvent de plus d'un demi-centimètre et complètement dépourvu de couche périostique ostéogénique. De plus la résection est souvent pratiquée chez l'enfant comme pis aller et est employée dans des cas graves où l'état général du sujet est fort compromis. Sous l'influence alors de l'action prédominante des muscles fléchisseurs sur les extenseurs, de l'atrophie concomitante du triceps, lorsque l'ankylose n'est pas complète, la flexion se produit progressivement. Cependant, lorsqu'il s'est écoulé un laps de temps suffisant depuis l'opération, l'ankylose osseuse existe dans la grande majorité des cas aussi bien chez l'enfant que chez l'adulte.

Lorsque l'ankylose osseuse est complète, les déviations secondaires qui se produisent ne peuvent s'expliquer que par des *troubles de croissance des os* consécutifs à la résection elle-même ou à des lésions dépendant de la maladie articulaire.

D'après *Kœnig et Paschen*, sous l'influence d'une surcharge des cartilages de conjugaison et d'une pression plus forte s'exerçant à leur partie postérieure, lorsque le membre est ankylosé en flexion légère, la production osseuse est moins active en arrière qu'en avant et il en résulte une déviation dans le sens de la flexion.

Dans d'autres cas les déviations secondaires peuvent être attribuées à une lésion traumatique du cartilage de conjugaison enlevé en partie au cours de l'opération d'où il résulte une inégalité d'accroissement de l'os dans le point où le cartilage est lésé.

Enfin, on peut également invoquer dans un certain nombre de faits cliniques bien étudiés (*Zenker, Lustig*), l'influence directe du processus tuberculeux sur le cartilage de conjugaison. Les lésions osseuses spécifiques ayant leur siège à ce niveau interviendraient, soit pour exciter et augmenter la production d'os en un point, soit pour ralentir ou arrêter le fonctionnement du cartilage sur une partie de sa surface.

Telles sont, rapidement énumérées, les diverses causes des déviations consécutives à la résection du genou chez l'enfant dont la fréquence et la gravité constituent un des arguments les plus sérieux contre cette opération. Il ne faudrait pas en conclure que ces déformations sont l'apanage exclusif de ce mode d'intervention. Ces déviations secondaires sont aussi fréquentes après l'arthrectomie ou synovectomie simple et après les opérations partielles, atypiques, qu'à la suite de la résection intra-épiphysaire. Elles sont dues à ce que, dans ces conditions, l'ankylose osseuse vraie est longue, difficile à obtenir et que l'absence de soudure permet la flexion progressive, grâce à l'atrophie des extenseurs de la cuisse, à la prédominance d'action des fléchisseurs et à la surcharge provoquée par le poids du corps lorsque l'individu se sert de son membre pour la marche.

Nous pourrions citer deux exemples démonstratifs à ce

sujet, concernant des malades que nous avons revus récemment. Dans un cas, concernant une fillette qui a subi à l'âge de trois ans une opération atypique, conservatrice, l'ankylose osseuse vraie n'existe pas après sept ans, malgré une immobilisation prolongée ; le port continuel d'appareils n'a pas empêché la jambe de se fléchir sur la cuisse (150°) et, vu le jeune âge du sujet, cette flexion peut encore augmenter.

Dans le deuxième cas, ayant trait à un garçon de quatre ans et demi soigné pendant plusieurs années pour une tuberculose du genou extrêmement grave, suppurée, et chez lequel on a pratiqué à deux reprises des incisions, grattages et évidements osseux, l'ankylose semble complète (au bout de cinq ans), mais il existe un certain degré de flexion (160° environ) qui paraît augmenter jusqu'à présent d'une façon lente mais continue.

3° Moyens de prévenir les déviations secondaires et de les corriger.

Si les déviations secondaires à la résection du genou ne sont pas rares, elles sont loin d'être inévitables et, depuis longtemps, les chirurgiens se sont préoccupés de trouver des moyens pouvant les prévenir et y remédier.

Hutchinson, Hoffa, Phelps, préconisent la ténotomie des fléchisseurs, pratiquée en même temps que la résection. *Langenbeck, Ollier, Kœnig, Mentaz,* conservent le système extenseur antagoniste en ménageant, à l'aide d'incisions appropriées, le tendon rotulien.

Fenwick, Kocher, Helferich, cherchent à fixer les os par des procédés particuliers de section empêchant le déplacement (section convexe et concave, en escalier, section arciforme).

Hoffa, Bidder, Lucas Championnière, Ollier, emploient la suture osseuse métallique ; d'autres chirurgiens : *Hahn, Esmarch, Bruns, Jaboulay,* emploient l'enchevillement ou le clouage des os.

Tous ces procédés sont, à l'heure actuelle, abandonnés d'une façon presque générale, car aucun ne met à l'abri des flexions secondaires.

Le meilleur moyen pour prévenir ces déviations consiste, après ablation aussi minutieuse que possible de tous les tissus malades, à scier les os suivant un plan exactement perpendiculaire à l'axe de la cuisse en enlevant aussi peu d'os que possible et à immobiliser rigoureusement le membre dans la rectitude absolue pendant un temps prolongé. Le traitement post-opératoire a une importance capitale et, même la guérison anatomique une fois obtenue, tout sujet réséqué du genou devrait porter un appareil de soutien, tuteur ou plâtre, pendant toute la période de croissance. M. le professeur Duret estime que c'est là une condition essentielle de succès.

Lorsque, malgré les efforts du chirurgien, et bien souvent grâce à la négligence des parents, ces flexions se produisent et s'aggravent, il est encore possible d'intervenir pour rendre au sujet un membre utilisable.

Lorsque la flexion est légère, et ne dépasse pas 160°, qu'il existe une ankylose osseuse, le résultat fonctionnel est souvent assez bon pour qu'il soit inutile de chercher à mettre le membre dans la rectitude absolue.

Au delà, on peut intervenir par des procédés appropriés. Si l'ankylose est simplement fibreuse, le redressement du membre sous chloroforme en une seule séance ou en plusieurs fois, aidé ou non de la ténotomie des fléchisseurs à ciel ouvert et suivi d'une immobilisation rigoureuse et prolongée, donnera d'excellents résultats.

Lorsque l'ankylose est osseuse ou fibreuse très serrée, ces moyens ne suffisent plus et trois méthodes sont en présence : *l'ostéoclasie* manuelle ou instrumentale, *l'ostéotomie, la résection*.

L'ostéoclasie, malgré le degré de perfection auquel elle a pu arriver grâce aux instruments de précision, a cédé le pas à l'ostéotomie. Cette méthode a pour elle l'avantage d'être une opération bien réglée, faite à ciel ouvert et dans laquelle on a la certitude mathématique de fracturer l'os au point voulu.

La résection du genou dans les cas d'ankylose a pour but d'enlever au niveau de l'article un coin osseux dont la hauteur doit être calculée pour pouvoir replacer le membre dans la rectitude.

Pour certains chirurgiens, comme Ollier, l'ostéotomie et la résection ont chacune leurs indications dépendant du degré de flexion du membre.

Dans une ostéotomie supra-condylienne, pour obtenir le redressement du membre, il faut qu'au niveau du trait de fracture, les fragments forment entre eux un angle complémentaire de celui de l'ankylose. Cet angle est d'autant plus grand et difficile à combler par un cal solide que le degré de flexion est plus considérable. Aussi l'ostéotomie, qui est bonne pour les ankyloses à angle obtus, est presque impossible dans les cas d'ankylose à angle droit et doit être complètement rejetée dans les ankyloses à angle aigu.

Dans la majeure partie des cas, le traitement de choix des ankyloses du genou en position vicieuse consiste donc dans la résection intra-épiphysaire, qui ménage le cartilage conjugal autant qu'il est possible et permet d'obtenir une ankylose solide du membre dans la rectitude.

Nous aurons occasion de signaler, dans notre statistique personnelle, les nombreux cas traités par cette méthode et de constater les beaux résultats obtenus par M. le professeur Duret. Cette intervention doit être d'ailleurs faite, en principe, chez l'enfant, le plus tard possible, alors que la période de croissance est presque terminée, afin d'éviter la production d'une déviation nouvelle ou un raccourcissement trop considérable du membre.

4° Statistique des cas de résection du genou chez l'enfant opérés par M. le professeur Duret.

L'étude des résultats observés dans le service de M. le professeur Duret et réunis dans la statistique que nous avons établie va nous permettre de montrer que, si la résection du genou chez l'enfant doit toujours être et est avant tout une opération de nécessité, elle n'en donne pas moins d'excellents résultats au point de vue de la guérison anatomique et des fonctions ultérieures du membre, lorsqu'elle est pratiquée dans certaines conditions et suivant des règles bien déterminées.

Nous avons pu réunir 65 cas de résection du genou chez l'enfant, de deux à vingt ans, opérés depuis 1892 jusqu'en 1906.

De o à 5 ans . . . . 6 cas.
6 à 10 » . . . . 23 »
11 à 15 » . . . . 20 »
16 à 20 » . . . . 16 »

Dans 5o cas, la résection a été faite pour des ostéo-arthrites en voie d'évolution, le plus souvent suppurées.

Dans un cas, la résection a été pratiquée après arthrotomie au cours d'une arthrite purulente-aiguë (Obs. XVI).

Dans 14 cas, la résection a été pratiquée d'emblée dans un but orthopédique, pour obtenir le redressement d'un membre ankylosé en position vicieuse. Un de nos malades (Obs. XXXIV) avait subi une première résection sept ans auparavant dans un autre service hospitalier.

Sur ces 65 cas :

Un mort opératoire. (Désiré R., deux ans et demi. Obs. II).

Un décès deux mois après l'opération. Louis C., quatre ans et demi. Cause non signalée, sans relation avec l'intervention.

Trois malades ont subi l'amputation secondaire de la cuisse après résection :

a). Éléonore P., dix-neuf ans. Amputation deux ans après l'opération pour rupture de l'ankylose et récidive. (Obs. XLIII). Guérison.

b). Erminie C., seize ans. Résection le 2 décembre. Amputation de cuisse le 11 janvier. Sortie guérie (Sans détails).

c). Henri P., treize ans. Résection du genou en 1896 pour ankylose à angle droit. Amputation trois mois après. Guérison opératoire (Sans détails). Décédé il y a un an par tuberculose pulmonaire.

Dans un cas (Obs. XVIII), le résultat est actuellement médiocre, bien que l'ankylose du genou ait été obtenue en bonne position. Il y a récidive du processus tuberculeux, caractérisée par la présence de fongosités et de fistules multiples, dont on cherche à obtenir la guérison par un traitement local approprié.

59 malades sont donc sortis de l'hôpital guéris opératoirement. Bon nombre d'entre eux ont été suivis pendant de nombreuses années et on a pu constater les résultats excellents que nous énumérons plus loin.

Nous sommes sans nouvelles de 6 malades. 5 sont morts dans un délai variant de deux à cinq ans après l'intervention : Un de tuberculose pulmonaire, un à la suite d'un traumatisme grave accidentel, le troisième a succombé à une affection aiguë de nature indéterminée.

Il nous reste donc 48 cas dans lesquels nous avons pu examiner les résultats éloignés.

Comme nous l'avons exposé plus haut, les deux facteurs les plus importants au point de vue des résultats éloignés de la résection du genou chez l'enfant consistent dans le faible degré de raccourcissement et dans l'ankylose du membre en bonne position.

Nous allons donc examiner les cas que nous avons réunis à ce double point de vue.

1°. *Raccourcissement réel du membre.* — Dans 3 cas seulement sur 48, le raccourcissement, mesuré de l'épine iliaque antéro-supérieure à la pointe de la malléole externe, dépasse 10 cm. Chez la malade de l'observation I, il est de 13 cm. 5o ; dans le second cas (Obs. VII) le raccourcissement est considérable (20 cm.). Chez ces deux sujets le résultat fonctionnel peut être considéré comme très médiocre bien que la marche soit possible et que la guérison de l'affection soit restée complète depuis huit et neuf ans.

Dans le troisième cas (Obs. XXVII) le raccourcissement atteint 12 cm., mais il n'est pas imputable à l'intervention, puisqu'il était de 10 cm. avant l'opération et que chez cette malade le membre tout entier était frappé d'une atrophie complète due vraisemblablement à l'action directe des lésions tuberculeuses sur les cartilages de conjugaison.

Dans les 45 autres cas, le raccourcissement ne dépasse pas quelques centimètres (7 cm. seulement dans deux cas) : le plus souvent 3 à 5 cm., quelquefois moins encore. Le résultat est donc très bon, à ce point de vue, chez eux, puisqu'un raccourcissement de quelques centimètres rend la marche plus facile lorsque le membre est ankylosé dans la rectitude et qu'il peut être aisément compensé par la prothèse, jusqu'au degré voulu, même lorsqu'il atteint jusqu'à 7 cm. et plus. Donc, au point de vue du raccourcissement réel, nous constatons :

Mauvais résultats : 6,3o°/₀

Bons résultats : 93,70°/₀

2°. *Déviations secondaire du membre* et *raccourcissement apparent.* — Les résultats de la résection du genou, au point de vue fonctionnel, ne deviennent réellement mauvais que si, au raccourcissement réel du membre, vient s'ajouter une déviation plus ou moins prononcée du membre, surtout dans le sens de la flexion, qui augmente d'autant le raccourcissement apparent et finit par rendre la marche presque impossible lorsqu'elle atteint un certain degré.

L'attitude de choix pour le membre consiste dans l'ankylose rectiligne absolue. On cherchait autrefois à obtenir de préférence une flexion de quelques degrés, pensant favoriser ainsi la marche. Ce léger degré de flexion ne présente aucun avantage; bien au contraire, chez l'enfant, il sert souvent d'amorce à une déviation secondaire progressive qui se complète sous l'influence de causes adjuvantes très nombreuses.

Le résultat peut encore être considéré comme bon, lorsque la flexion de la jambe sur la cuisse ne dépasse pas 160°. La marche dans ces conditions est encore facile. Au delà, le résultat doit être le plus souvent considéré théoriquement comme mauvais, bien qu'en pratique les sujets jeunes puissent parfois s'accommoder de degrés de flexion encore plus considérables du membre, grâce à de remarquables facultés d'adaptation et à la production de certaines attitudes compensatrices.

Suivant l'âge et l'attitude du membre, les 48 cas dans lesquels nous avons pu observer les résultats éloignés se répartissent ainsi :

	Rectitude absolue	Flexion jusqu'à 160°	Flexion forte
De 0 à 10 ans . .	10	8	5
11 à 20 » . .	20	2	3
	30	10	8

Donc de zéro à dix ans, le résultat au point de vue de l'attitude du membre est bon dans 78 % des cas environ et mauvais dans 22 % des cas.

De onze à vingt ans, le résultat est bon dans 88 % des cas, mauvais dans 12 % des cas.

La proportion des déviations secondaires est donc plus considérable dans la première enfance que dans la seconde enfance; elle diminue même très rapidement jusqu'à devenir nulle à mesure que les sujets opérés avancent en âge. Il est facile de se rendre compte dans notre statistique que les trois cas de flexion forte signalés de onze à vingt ans, concernent des sujets âgés de onze et onze ans et demi au moment de l'intervention. Tous les autres sujets âgés de plus de douze ans, chez lesquels nous signalons l'opération, sont guéris avec un membre en bonne attitude.

Trois des malades rangés parmi ceux atteint d'une flexion forte du genou au delà de 160° ont subi une deuxième résection du genou, orthopédique, qui a donné comme résultat définitif l'ankylose du membre dans la rectitude.

Ce sont :

1°. François C., âgé de six ans lors de la première résection; deuxième résection deux ans après; ankylose rectiligne maintenue depuis neuf ans.

2°. Edmond T., âgé de sept ans lors de la première résection; deuxième résection dix ans après. Ankylose rectiligne (Obs. X).

3°. Céline D., âgée de onze ans lors de la première résection; deuxième résection trois ans après. Ankylose rectiligne maintenue depuis huit ans (Obs. XXII).

Les résultats de notre statistique peuvent donc être modifiés comme suit :

De o à 10 ans :

Rectitude absolue	Flexion jusqu'à 160°	Flexion forte
12	8	3

De 11 à 20 ans :

21	2	2
33 cas : 68,70%	10 cas : 20,80%	5 cas : 10,5%

Soit donc : 43 bons résultats : 89,50%

5 résultats médiocres : 10,50%

Nous résumerons tous les résultats observés chez l'enfant dans la statistique suivante :

Nombre de malades 65

Mort opératoire 1
Décès deux mois après l'opération sans
  relation avec elle 1
Amputations secondaires de cuisse . . 3
Guérisons opératoires persistantes . . 59
Résultats médiocres 6

5° Indications et contre-indications de la résection du genou chez l'enfant.

a) La résection du genou, ultra-épiphysaire, est formellement contre-indiquée chez l'enfant, à cause du raccourcissement considérable et inévitable dont le membre inférieur est le siège à la suite de cette intervention.

b) La résection intra-épiphysaire du genou, qui laisse intacts les cartilages de conjugaison et n'empêche pas par conséquent le développement du membre, doit toujours être considérée comme *une opération de nécessité*, imposée la plupart du temps par le degré avancé des lésions articulaires, l'état général du malade et l'échec complet des traitements antérieurs.

Le traitement de toute tumeur blanche du genou, chez l'enfant, doit, avant tout, être systématiquement et résolument conservateur (Immobilisation soigneuse et prolongée aidée ou non d'injections intra et périarticulaires). Lorsque ce mode de traitement appliqué avec le soin voulu et durant un temps suffisant (même plusieurs années) n'a pas empêché les lésions d'évoluer ou lorsque les sujets se présentent d'emblée porteurs de tumeurs blanches anciennes suppurées, fistuleuses, avec désordres articulaires considérables, comme c'est fréquemment le cas dans les services chirurgicaux hospitaliers des grandes villes, alors seulement une intervention chirurgicale est indiquée.

Faite dans ces conditions, *de la façon la plus économique possible*, et suivant les règles indiquées plus haut, la résection intra-épiphysaire du genou constitue un mode d'intervention précieux, sans gravité opératoire manifeste, permettant une guérison complète et rapide dans la grande majorité des cas.

La guérison opératoire obtenue, il est indispensable de surveiller les jeunes malades durant toute la période de croissance en vue de prévenir les déviations secondaires du membre, toujours possibles, et d'y remédier par des moyens appropriés lorsqu'elles se sont produites.

L'efficacité de ce mode d'intervention est égale si même elle n'est pas supérieure à celle des opérations atypiques dans lesquelles le résultat risque fort souvent d'être incomplet.

Ses indications sont d'autant plus fréquentes que le sujet s'approche davantage du terme de la période de croissance. C'est dans la période de la seconde enfance, qui varie de treize à vingt ans, qu'elle donne les meilleurs résultats.

c) La résection orthopédique du genou, pratiquée dans le but de replacer dans la rectitude un membre dévié en flexion au-delà de 160°, est une excellente opération. Elle est surtout indiquée lorsque la flexion atteint le voisinage de l'angle droit et au delà.

CHAPITRE CINQUIÈME

RÉSECTION DU GENOU CHEZ L'ADULTE

1°. *Chez les sujets au-dessus de vingt ans*, la période de croissance étant complètement ou à peu près terminée, les raisons qui militaient en faveur du traitement conservateur systématique chez l'enfant n'existent plus.

Après la résection, le raccourcissement est toujours chez eux égal à la portion d'os retranchée ; la hauteur d'os enlevée peut être assez grande, sans qu'il y ait aucun motif de craindre les raccourcissements considérables observés chez l'enfant lors de la résection typique ultra-épiphysaire. L'ankylose et la soudure des deux tiges osseuses s'obtiennent aisément, la réparation osseuse étant très active à cette période de la vie. Le membre, une fois fixé en bonne position, garde la rectitude et les déviations du membre sont absolument exceptionnelles, pourvu que la section des extrémités osseuses ait été faite correctement et qu'on ait obtenu une ankylose solide.

C'est donc à l'âge moyen de la vie, chez les sujets âgés de vingt à trente ans, que la résection du genou a ses indications les plus nettes et donne les meilleurs résultats. La majorité des chirurgiens est d'accord sur ce point. (*Lucas Championnière, Bœckel*).

La synovectomie conserve encore cependant des partisans, surtout parmi les chirurgiens allemands. Elle est peu pratiquée en France (*Delorme, Richelot*). On l'accuse avec raison d'être le plus souvent une opération incomplète, car les formes exclusivement synoviales de tuberculose articulaire sont rares et difficiles à diagnostiquer. Les difficultés opératoires sont plus grandes et les récidives plus fréquentes à cause des lésions osseuses méconnues. Enfin souvent l'ankylose est plus difficile à obtenir, reste fibreuse, et il s'ensuit des déviations secondaires relativement fréquentes qui rendent moins parfait le fonctionnement du membre.

2°. *Chez l'adulte, au delà de trente ans,* la résection du genou est encore une opération excellente. Cependant, dans certains cas, surtout lorsque les sujets ont atteint un âge relativement élevé (quarante-cinq ans et au delà), la guérison est plus lente, l'ankylose osseuse plus difficile à obtenir et les récidives sont plus fréquentes. En examinant les résultats obtenus par la résection à cette période de la vie, le nombre d'insuccès considérables, certains chirurgiens ont pu se déclarer partisans de *l'amputation primitive de la cuisse* chez l'adulte à partir de trente ans.

Hartemann, dans une thèse inspirée par Weiss, donne les statistiques suivantes à propos de la résection du genou chez l'adulte :

Weiss, 1901. 3 opérés, 2 amputations consécutives.

Neugebauer. 8 opérés, 3 morts, 3 amputations secondaires, 1 ankylose en flexion avec genu valgum, 1 guérison.

Ipsen. 10 opérés : 4 morts dont 2 après amputation secondaire, 1 amputation primitive, 3 non consolidés, 1 ankylose incomplète avec fistulisation et port nécessaire d'un appareil, 1 guérison.

A la clinique chirurgicale de Göttingen : en 11 ans, 47 opérés : 19 morts dont 5 après amputation secondaire,

6 amputations, 2 non consolidés, 3 consolidés avec fistules persistantes, 2 cas avec port d'appareil obligatoire, 15 guérisons.

Dans l'ensemble 93 opérés ont fourni 70 insuccès dont 33 morts et 23 guérisons.

Si nous en jugeons par les résultats consignés dans notre statistique, la résection du genou est loin de donner des résultats aussi défavorables, même chez les sujets âgés et porteurs de lésions graves.

M. le professeur Duret a opéré 14 malades âgés de trente et un à quarante ans, 6 âgés de quarante à cinquante ans et 2 malades âgés de cinquante et un à cinquante-cinq ans. Dans deux cas seulement l'amputation secondaire de la cuisse a été nécessaire ; chez tous les autres malades la guérison opératoire a été obtenue et la guérison est restée complète dans bon nombre de cas.

Souvent même, chez les sujets opérés, les désordres articulaires étaient très étendus et semblaient, par leur gravité, rendre aléatoire toute tentative de conservation (Obs. LXI, LXII, LXVII, LXXII, LXXIV), et cependant la guérison a été obtenue. On ne peut donc pas considérer l'amputation primitive de la cuisse comme l'opération de choix chez l'adulte. Si elle est parfois impossible à éviter, le chirurgien est le plus souvent autorisé à tenter la conservation du membre et en particulier tant que l'état général du malade permet de supposer qu'il pourra faire les frais de la réparation.

Statistique des cas de résection du genou chez l'adulte opérés par M. le Professeur Duret.

Nous avons pu réunir, dans un tableau que nous donnons plus haut, 43 cas de résection du genou chez l'adulte de vingt à cinquante-trois ans, opérés dans le service de clinique chirurgicale de M. le Professeur Duret.

Ces cas se répartissent suivant l'âge de la façon suivante :

De 21 à 3o ans. . . . .   21 cas.
De 3i à 4o ans. . . . .   14 cas.
De 4i à 5o ans. . . . .   6 cas.
De 5i à 55 ans. . . . .   2 cas.

Sur ces 43 cas : Pas de mort opératoire, o °/₀.

3 malades ont succombé dans un délai de deux et trois mois après l'opération, sans que l'intervention puisse être aucunement mise en cause.

1°. Louis H., 22 ans. Décès deux mois après par méningite tuberculeuse (Obs. XLVII).

2°. Louise R., 38 ans. Décès deux mois après par poussée aiguë de tuberculose pulmonaire (Obs. LXIX).

3°, Emile L., 49 ans. Décès trois mois après l'opération. Cause non signalée (Obs. LXXII).

3 malades ont subi, après échec de la résection, l'amputation secondaire de la cuisse.

Le premier, Emile F., 22 ans, deux mois après la résection (Obs. XLIX), guérison.

Le second, Edouard V., 3i ans, trois mois après la résection (Obs. LX), guérison.

Le troisième, Alphonsine L., 36 ans, trois mois après, guérison.

Il reste donc 37 cas, dans lesquels les malades sont sortis de l'hôpital opératoirement guéris, soit 86 °/₀ environ.

Nous sommes sans nouvelles de 3 malades.

7 sujets sont morts depuis, dans un délai variant de six mois à quatre ans après l'opération : 1 par tuberculose généralisée, 1 de cachexie tuberculeuse consécutive à un mal de Pott, 1 par typhus et 4 d'une affection inconnue. La guérison de la maladie du genou était restée complète.

Nous avons pu constater, nous mêmes, sur les derniers 27 cas, 26 guérisons définitives et persistantes chez des malades opérés depuis un laps de temps variant de quatorze ans à un an.

Dans un seul cas (Obs. LXXIII) le résultat est imparfait bien que depuis sept ans le membre soit ankylosé dans la rectitude.

Sur ces 43 malades, la résection a été faite dans un cas pour une ostéomyélite chronique prolongée du genou (Obs. LIII) ; dans un autre cas pour une ostéo-arthrite déformante ancienne consécutive à un traumatisme (Obs. LXIV). Enfin une malade a subi la résection du genou pour une ankylose en flexion du membre, consécutive à un rhumatisme infectieux généralisé (Obs. LXV).

Chez tous les autres malades, la résection du genou a été faite pour des ostéo-arthrites tuberculeuses, à divers degrés de leur évolution, parfois très anciennes (ayant débuté dix, quatorze et seize ans auparavant).

Dans 2 cas (Angèle D., Obs. L et Flore C., 39 ans) ainsi que chez la malade signalée plus haut (Obs. LXV), la résection du genou a été faite dans un but orthopédique, c'est-à-dire pour redresser le membre inférieur ankylosé en flexion dans une attitude vicieuse. La rectitude a pu être obtenue et cette intervention a donné d'excellents résultats.

Chez tous les malades signalés comme guéris, le résultat fonctionnel est excellent : ankylose dans la rectitude, raccourcissement peu considérable, marche très facile. Nous n'avons constaté aucune déviation secondaire. La guérison a été obtenue en quelques mois, même dans des cas très graves, et elle est restée définitive depuis un laps de temps variant suivant les cas de quatorze ans à quatre mois, pour le plus récent de nos cas.

En résumé, sur les 43 cas de résection du genou chez l'adulte :

Morts opératoires . . . . o

Indications et contre-indications de la résection du genou chez l'adulte.

1°. Chez les sujets jeunes, à partir de vingt ans, atteints de tuberculose articulaire du genou, lorsque le traitement conservateur rigoureusement appliqué pendant quelques mois, ne donne pas d'amélioration évidente (mouvements plus faciles, douleurs et tuméfaction moindres), la résection du genou constitue l'intervention de choix qui assure en peu de temps la guérison complète avec un membre ankylosé en bonne position.

Lorsqu'il s'agit de formes graves, suppurées, la résection, faite d'emblée, donne des résultats remarquables même dans les cas les plus avancés.

2°. Chez l'adulte, à partir de trente ans et au delà, la résection du genou constitue encore une excellente intervention, même lorsque les lésions sont considérables. Elle doit toujours être tentée, avant de recourir à l'amputation de la cuisse, lorsque l'état général du sujet le permet.

3°. La résection du genou n'est contre-indiquée que dans le cas de lésions irrémédiables de l'article, ou bien si l'état général du sujet est assez profondément touché pour que sa vie même soit en danger (lésions viscérales graves, début de cachexie, etc.) L'âge très avancé du malade peut constituer parfois une contre-indication à cette intervention.

Nous avons essayé de comparer, dans le tableau qui suit, les résultats obtenus par les divers chirurgiens à propos de ce mode d'intervention :

OPÉRATEURS	Nombre de cas	Guérisons pour cent	Mauvais résultats pour cent	Amputations secondaires pour cent	Mortalité pour cent
Hodges (1861)	201	»	»	»	34.3
Lefort (1864)	»	»	»	»	29.7
Lyon (1864)	»	»	»	»	28.6
Pénières (1869)	431	»	»	»	57
Ollier (après 1886)	»	»	»	»	10
Boeckel (1891)	140	93	»	»	6
Koenig (1895)	300	72.4	27.6	»	28
Phocas (1900)	38	92.10	7.89		0
Lucas Championnière (1902)	115	»	»	5	0
Delagenière (1902)	31	»	»	»	0
V. Mickulicz (1903)	42	80	20	»	13.8
Braun	112	74	26	»	»
V. Bruns	400	87.9	12.1	»	20
Jeannel (1905)	54	61.1	3.8	20.3	7.40
Garré (1905)	177	86	7.7	»	»
Duret (1906)	108	87.90	6.48	5.50	0.91

CONCLUSIONS

1° Les résultats d'ensemble, concernant les cas réunis dans notre travail, peuvent se résumer de la façon suivante :

Nombre de cas 108

Morts opératoires. 1

Morts rapprochées de l'intervention sans
relation avec elle 4

Amputations de cuisse secondaires. . . . 6

Guérisons opératoires persistantes 95

Résultats médiocres . . 7 { 2 par persistance de lésions tuberculeuses ; 5 par suite du raccourcissement trop considérable ou d'une attitude vicieuse du membre.

2° La résection du genou constitue donc une intervention sans gravité opératoire manifeste qui assure, dans la grande majorité des cas, la guérison complète et durable des lésions tuberculeuses en même temps qu'un résultat excellent au point de vue des fonctions du membre opéré.

3° Chez l'enfant, le degré plus considérable du raccourcissement post-opératoire et la fréquence des déviations secondaires du membre, allant parfois en s'accentuant pendant toute la période de croissance, constituent le double écueil de cette intervention.

Si, à cette période de la vie, la résection du genou doit toujours être une opération de nécessité, elle donne cependant dans la plupart des cas graves, rebelles au traitement conservateur prolongé, des résultats très satisfaisants : membre modérément raccourci, ankylose dans la rectitude absolue ou sous un léger degré de flexion nullement nuisible pour la marche.

4° Chez les sujets de vingt à trente ans et chez l'adulte, la résection du genou constitue l'intervention de choix ; elle permet d'obtenir, presque à coup sûr, la guérison rapide et définitive des lésions en même temps qu'un résultat fonctionnel parfait.

INDEX BIBLIOGRAPHIQUE

1803. MOREAU (G.-F.)— Observations pratiques relatives à la résection des articulations affectées de carie (Thèse de Paris).

1812. ROUX. — De la résection (Thèse de concours).

1816. MOREAU fils. — Essai sur la résection.

1859. LEFORT. — Rapport sur la résection du genou.

1860. PUTZ. — De la résection du genou (Thèse de Strasbourg).

1865. TOURNIER. — De la résection du genou (Thèse de Strasbourg).

1867. OLLIER. — Traité expérimental et clinique de la régénération des os.

1869. PÉNIÈRES. — De la résection du genou (Thèse de Paris).

1872. VOLKMANN.— Die Resectionen der Gelenke.Sammlung klinischer Vortrâge.

1875. PICARD. — Résection du genou (Thèse de Paris).

1880. MARSH. — Du traitement des affections articulaires chroniques chez les enfants et spécialement de la résection (Lancet).

1880. LEROUX. — Amputations et résections chez les phtisiques (Thèse de Paris).

1881. BŒCKEL. — Mémoires de la Société de chirurgie.

1881. KOCHER. — Results of fifty two cases of excision of the knee joint for strumous disease (In Transactions of the Medical Congress, London).

1882. DELORME. — Art. « Résection » in Dictionnaire de Médecine et Chirurgie pratiques, t. XXXI.

1883. BARABAN. — Résection des grandes articulations (Thèse d'agrégation).

1883. MENSING. — Résection du genou. Statistique (Inaug. dissertation, Kiel).

1883. OLLIER. — Résection du genou (Revue de chirurgie).

1884. KÒNIG. — Congrès de chirurgie allemand.

1884. Puech. — Etude sommaire sur la résection du genou dans les cas de tumeur blanche (Thèse de Bordeaux).

1885. Ollier. — Traité des résections.

1886. Bœckel (J.). Statistique et résultats éloignés des résections orthopédiques (Communication au 2ᵐᵉ Congrès français de chirurgie).

1886. Gèghre (T.). — Résection et tuberculose du genou. Indications et résultats (Thèse de Lyon).

1887. Lucas Championnière. — Résection du genou. Série de 11 cas de guérison (Revue de chirurgie).

1887. Ollier. — De la résection du genou et de la simplification de son traitement consécutif (Assoc. française pour l'avancement des sciences. Toulouse).

1889. Bœckel. — De la résection du genou. Etude basée sur 64 observations personnelles.

1889. Neugebauer. — Uber Endresultate der Kniegelenkresectionen (Deutsche Zeits. f. Chirurgie).

1890. Angerer. — Endresultate der Kniegelenkresectionen bei Kindern (Wien. med.).

1890. Bœckel (J.). — Résultats éloignés et immédiats de 204 cas d'amputation et de résection pour des tuberculoses locales (4ᵐ· Congrès de chirurgie).

1890. Bothe. — Uber die Endresultate der Resektion des Kniegelenks in Anschluss an 132 operationen aus der Brunschen Klinik (Beitrag. f. Klin. chir. Tübingen).

1890. Lucas Championnière. — Statistique de 44 cas de résection du genou (Société de chirurgie).

1891. Macon. — Résultats de la résection du genou (Stat. de Lucas-Championnière. Thèse de Paris).

1891. Bœckel (J.). — Considérations sur la résection du genou, d'après 140 opérations pratiquées à l'hôpital de Strasbourg.

1891. Urlatianu. — Résection orthopédique du genou pour ankylose angulaire (Thèse de Paris).

1892. Schwartz. — Résection du genou sans hémostase ni drainage (Gaz. des Hôpitaux).

1893. Miller. — Note sur 30 cas de résection du genou (The Lancet).

1894. Harou. — Résection du genou chez l'enfant dans les tumeurs blanches suppurées (Thèse de Paris).

1894. Albertin. — Traitement de la tuberculose du genou par les méthodes sanglantes combinées (Congrès de chirurgie de Lyon).

1895. Bœckel (J.). — De la résection du genou sans drainage. 64 résections du genou sans sutures, sans ligatures, sans drainage (Arch. provinc. de chirurgie).

1895. Gross. — Déformations secondaires après la résection du genou chez l'enfant (Congrès de chirurgie).

1895. Kŏnig. — Traitement de la tuberculose du genou (Congrès de chirurgie, Berlin).

1895. Rouchon. — Des déformations tardives sur les genoux réséqués ou synovectomisés chez les jeunes sujets (Thèse de Lyon).

1896. André (P.). — Des déviations angulaires consécutives à la résection et à l'arthrectomie du genou chez l'enfant (Thèse de Nancy).

1897. Abadie. Bayro.— Synovectomie et résection dans le traitement des formes synoviales de la tumeur blanche du genou chez l'adulte (Thèse de Bordeaux).

1897. Cousins. — De la résection du genou à l'âge moyen (Brit. Med. J.).

1899. Kirmisson. — In Grand Traité de chirurgie.

1900. Schotte. — Résection dans la tumeur blanche du genou chez l'adulte (Thèse de Paris).

1900. Bœldieu. — Du traitement de la tumeur blanche du genou chez l'enfant (Thèse de Lille).

1900. Marion. — Procédé de résection du genou sans ouverture de l'articulation pour arthrite tuberculeuse.

1901. Cardenal. — Contribution à l'étude de la résection du genou tuberculeux (Berne).

1901. Camokhotsky.— 42 cas de résection du genou (Med. obozr. Moscou).

1901. Niel. — De la résection du genou sans ouverture de l'articulation (Thèse de Montpellier).

1902. Chauveau. — De l'évidement osseux dans la résection du genou pour tumeurs blanches graves (Paris).

1902. Gibney. — Excision of the knee for vicious deformity and tuberculous disease in the adult (New-York Méd.).

1902. Hartemann. — De la valeur de la résection du genou dans la tumeur blanche chez l'adulte (Thèse de Nancy).

1902. Lucas Championnière. — Le traitement de la tumeur blanche du genou sans immobilisation et la résection du genou. 115 résections du genou sans mortalité (J. de Méd. et de Chir. pratiques, Paris).

1903. Barton. — The early operative treatmen of tuberculous osteites of the knee (J. ortop. Surg. Boston).

1903. Gangolphe. — Tuberculose du genou chez l'adulte : technique opératoire, résultats de la résection sous-périostée (XVIᵐᵉ Congrès français de l'Assoc. française de chirurgie).

1903. Hoffa. — Die Behandlung der Gelenktuberculose im kindlichen Lebensalter (Würsb.).

1903. Mahr. — Uber Verkrümmung des Beines nach Resection des Kniegelenkes im Kindesalter (Kiel).

1904. Blauel. — Die Resektionen des tuberkulösen Kniegelenks und ihre Resultäte auf Grund von 400 operationen (Beitr. zur Klin. Chir. Tübingen).

1904. BROCA. — Leçons de clinique chirurgicale infantile.

1904. BROCA. — Tumeurs blanches chez l'enfant.

1904. BRUNS (Von). — Zur Technik der Kniegelenksresektionen bei fungôser Erkrankung (Beiträge zur Klin. Chir. Tübingen).

1905. FRANÇOIS (G.). — Résection du genou dans les ostéo-arthrites tuberculeuses. Résultats éloignés. (Thèse de Toulouse).

1905. ROLAND. — Contribution à l'étude des déviations latérales et des modifications d'accroissement des os dans la tumeur blanche du genou chez l'enfant. (Thèse de Paris).

1905. LANNELONGUE. — Leçons de clinique chirurgicale.

1905. BROCA, GARRÉ, BIER. — Tuberculose articulaire. Traitement. Rapports du 1ᵉʳ Congrès de la Société Internat. de chirurgie. Bruxelles.

TABLE DES MATIÈRES

www.ingramcontent.com/pod-product-compliance
Ingram Content Group UK Ltd.
Pitfield, Milton Keynes, MK11 3LW, UK
UKHW020928120726
13693UKWH00003B/1188

9 782019 237851